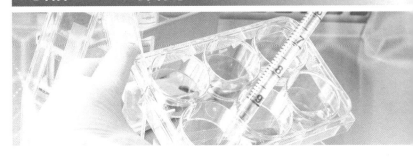

药品 GVP 指南

监测与报告

国家药品监督管理局药品评价中心　组织编写

中国健康传媒集团
中国医药科技出版社

内 容 提 要

本书为《药品 GVP 指南》丛书之一，由国家药品监督管理局药品评价中心组织编写，围绕《药物警戒质量管理规范》章节条款的核心要素，借鉴国际成熟经验，兼顾国内实际，从背景介绍、法规要求、技术要求、实施指导、案例分析等方面进行阐述。

《监测与报告》主要介绍《药物警戒质量管理规范》第四章内容，旨在指导药品上市许可持有人如何规范开展药品风险的监测和报告等方面的药物警戒活动。

《药品 GVP 指南》可供药品上市许可持有人、药品生产企业、医疗机构、监管部门、监测机构、科研院所、行业协会等从业人员参考使用。

图书在版编目（CIP）数据

监测与报告 / 国家药品监督管理局药品评价中心组织编写 . — 北京：中国医药科技出版社，2022.10

（药品 GVP 指南）

ISBN 978-7-5214-3376-0

Ⅰ . ①监…　Ⅱ . ①国…　Ⅲ . ①药品管理—监测　Ⅳ . ① R954

中国版本图书馆 CIP 数据核字（2022）第 161237 号

策划编辑　于海平　　**责任编辑**　王　梓
美术编辑　陈君杞　　**版式设计**　也　在

出版　**中国健康传媒集团** | 中国医药科技出版社
地址　北京市海淀区文慧园北路甲 22 号
邮编　100082
电话　发行：010-62227427　邮购：010-62236938
网址　www.cmstp.com
规格　787×1092mm $^1/_{16}$
印张　12 $^1/_2$
字数　234 千字
版次　2022 年 10 月第 1 版
印次　2022 年 10 月第 1 次印刷
印刷　北京盛通印刷股份有限公司
经销　全国各地新华书店
书号　ISBN 978-7-5214-3376-0
定价　**120.00 元**

获取新书信息、投稿、为图书纠错，请扫码联系我们。

本书编委会

编写说明

2021 年 5 月 13 日，国家药品监督管理局《药物警戒质量管理规范》（以下简称"《规范》"）发布，自 2021 年 12 月 1 日起正式施行。

依法实施《规范》，是贯彻落实《中华人民共和国药品管理法》关于国家建立药物警戒制度的重要措施，也是我国制药行业逐步融入全球药物警戒发展格局的关键因素，更是保障公众用药安全、全面推进健康中国建设的技术保证。

为推动《规范》落地实施，国家药品监督管理局药品评价中心会同中国药科大学药品监管科学研究院组织来自监管部门、监测机构、医疗机构、高等院校及制药行业的 30 余位专家学者，完成《药品 GVP 指南》编写工作。旨在围绕《规范》的章节条款梳理核心要素，借鉴国际成熟经验，兼顾国内实际，融汇成一套适合推进我国《规范》实施的综合性指导资料，为《规范》的实施提供全面、系统、深入、实用的科学参考。

《药品 GVP 指南》由《药物警戒体系与质量管理》《监测与报告》《风险识别、评估与控制》三个分册组成。基本涵盖了《规范》的主要内容，每个分册从背景介绍、法规要求、技术要求、实施指导、案例分析等方面展开。《药物警戒体系与质量管理》分册聚焦《规范》第一、二、三、七章内容，着重说明药品上市许可持有人应如何构建完整的药物警戒体系与质量管理体系。《监测与报告》分册聚焦《规范》第四章内容，《风险识别、评估与控制》分册聚焦《规范》第五、六章内容，以指导药品上市许可持有人如何规范开展包括药品风险的监测、识别、评估与控制在内的药物警戒活动。三个分册分别由评价中心化药一部、中药部、化药二部牵头制定框架和审校内容。

作为我国药物警戒领域第一个规范性文件，《规范》的出台对促进医药行业发展、守护公众健康具有重大意义。希望《药品 GVP 指南》的出版能够为药品上市许可持有人构建药物警戒体系、规范药物警戒活动、逐步建立与国际接轨的药物警戒质量管理体系、提高全生命周期的药物警戒管理能力和水平提供技术参考。同时，《药品 GVP 指南》作为对《规范》的科学理解和实践经验的凝练，也应随着认识的提高和实践经验的丰富而不断更新和完善。

《药品 GVP 指南》的编写得到了国家药品监督管理局以及相关业务司局的支持和指导；中国药科大学药品监管科学研究院药物警戒专家委员会及部分药物警戒领域专家学者给予全力支持。在此，谨对关心和支持《药品 GVP 指南》编写的各级领导和专家表示衷心的感谢。

《药品 GVP 指南》所涉内容广泛，疏漏欠妥之处恳请广大读者斧正。

国家药品监督管理局药品评价中心

2022 年 5 月

目 录

— *1* — 个例药品不良反应信息的收集渠道

1.1 企业电话和邮箱 3

   1.1.1 企业电话收集 4

   1.1.2 邮箱收集 10

1.2 医疗机构 10

1.3 药品经营企业和药品生产企业 13

   1.3.1 药品经营企业 13

   1.3.2 药品生产企业 14

1.4 学术文献 15

   1.4.1 文献数据库的选择 15

   1.4.2 文献检索策略的制定 16

   1.4.3 文献检索频率的制定 17

   1.4.4 文献的识别和处理流程 18

1.5 上市后研究和项目 19

1.6 互联网及其他相关途径 21

1.7 监管机构来源 24

— *2* — 个例药品不良反应的记录、传递与核实

2.1 背景介绍和法规要求 25

2.2 个例药品不良反应的记录 ································· 26

2.2.1 信息记录的方式及管理要求 ······················ 26

2.2.2 信息记录的基本原则 ··························· 29

2.2.3 不同报告来源的信息记录 ······················· 31

2.3 信息的传递 ·································· 42

2.3.1 对第一接收人的要求 ·························· 43

2.3.2 信息传递及时限要求 ·························· 44

2.3.3 信息传递过程中的数据安全保护 ·················· 46

2.4 个例药品不良反应的核实 ························· 48

2.4.1 执行信息核实的内容范围 ······················ 49

2.4.2 信息核实的基本流程 ·························· 49

2.4.3 对信息核实发现问题的处理 ····················· 50

2.4.4 对于已形成报告的处理 ························· 50

—3— 个例药品不良反应报告的确认与评价

3.1 有效报告 ··································· 52

3.1.1 可识别的患者 ····························· 52

3.1.2 可识别的报告者 ··························· 53

3.1.3 怀疑药品 ······························· 53

3.1.4 药品不良反应 ····························· 54

3.2 药品不良反应报告范围 ·························· 57

3.2.1 文献药品不良反应报告 ························ 58

3.2.2 境外个例安全性信息报告 ······················ 58

3.2.3 来源于企业之间合作销售或合作产品开发等情况下的报告 ······ 59

3.2.4 国家药品不良反应监测中心数据库中反馈报告的处理 ········· 59

3.3 重复报告 ··································· 60

3.3.1 识别重复报告 60

3.3.2 确认重复报告 60

3.3.3 管理重复报告 61

3.4 个例药品不良反应的分析评价 61

3.4.1 非预期药品不良反应 62

3.4.2 严重药品不良反应 65

3.4.3 关联性评价 67

— *4* — 个例药品不良反应报告的提交

4.1 法规要求 70

4.1.1《药品不良反应报告和监测管理办法》 71

4.1.2《国家药品监督管理局关于药品上市许可持有人直接报告不良反应事宜
的公告》 74

4.1.3《个例药品不良反应收集和报告指导原则》 74

4.1.4《药物警戒质量管理规范》 75

4.1.5 ICH 二级指导原则相关要求在我国的实施 75

4.2 实施指导 78

4.2.1 个例报告处理的概述 78

4.2.2 递交计划、系统设置、制度和规程文件 80

4.2.3 填报及提交 82

— *5* — 个例药品不良反应的随访和调查

5.1 个例药品不良反应的随访 103

5.1.1 背景和法规要求 103

5.1.2 制定随访流程的考虑因素 104

5.1.3 随访的类型 105

5.1.4 随访时限和频率 108

5.1.5 随访方式 109

5.1.6 随访内容 110

5.1.7 随访记录 112

5.1.8 终止随访 113

5.1.9 监管部门报告 114

5.1.10 随访的质量控制 114

5.2 死亡病例的调查 115

5.2.1 现场调查 115

5.2.2 品种既往发生不良反应情况分析 120

5.2.3 产品回顾及质量检验 120

5.2.4 调查报告撰写内容 120

5.2.5 调查报告提交 122

5.2.6 其他注意事项 122

—— 6 —— 个例药品不良反应的数据管理

6.1 个例药品不良反应报告数据的发展 124

6.1.1 个例药品不良反应报告的纸质形式、电子形式 124

6.1.2 ICH E2B（R3）在中国的逐步实施 126

6.2 个例药品不良反应报告数据管理的内容和目的 130

6.2.1 数据管理的定义和目的 130

6.2.2 个例药品不良反应报告数据管理的内容 133

6.2.3 个例药品不良反应报告数据管理在药物警戒中的作用 135

6.3 个例药品不良反应报告数据管理体系建设 138

6.3.1 数据管理的流程控制 139

6.3.2 数据管理活动的组织 146

6.3.3 数据管理的制度建设 ·············· 149

6.3.4 数据管理的安全保障 ·············· 152

─ 7 ─ 聚集性信号的处置

7.1 背景知识及相关定义 ················· 161

7.2 聚集性信号的发现 ·················· 161

7.2.1 药品不良反应监测机构通报的聚集性信号 ······· 162

7.2.2 持有人自行发现的聚集性信号 ·········· 163

7.3 聚集性事件的调查 ·················· 165

7.3.1 生产环节 ·················· 165

7.3.2 使用环节 ·················· 166

7.3.3 流通环节 ·················· 169

7.4 聚集性事件原因分析 ················· 170

7.4.1 可疑质量问题 ················ 171

7.4.2 使用环节问题 ················ 171

7.4.3 药品不良反应因素 ·············· 173

7.4.4 其他 ····················· 173

7.5 风险处置 ······················ 174

7.5.1 应急响应 ·················· 175

7.5.2 事中处置措施 ················ 180

7.5.3 后续处置 ·················· 181

术语对照表 ························· 185

《中华人民共和国药品管理法》（以下简称"《药品管理法》"）第十二条规定："国家建立药物警戒制度，对药品不良反应及其他与用药有关的有害反应进行监测、识别、评估和控制。"作为我国药品管理的基本制度，药物警戒（Pharmacovigilance，PV）制度是我国防范、应对和化解药品风险的重要方法，是提升药品安全水平的重大举措、守护公众健康的坚固屏障，对于我国实现由制药大国向制药强国跨越具有重大意义。

　　药品上市许可持有人（以下简称"持有人"）承担药品安全的主体责任，其自身药物警戒制度的构建是我国建立药物警戒制度的重要组成部分。作为一项以降低药品安全风险为目标的药品全生命周期管理制度，持有人开展药物警戒工作的基础在于药品不良反应监测，本质是药品风险管理，关键在于体系与质量管理的构建。

　　为了帮助持有人了解、熟悉、掌握《药物警戒质量管理规范》（以下简称"《规范》"或"中国 GVP"），本书作为《药品 GVP 指南》分册之一，将从"监测与报告"角度系统阐述持有人落实相关工作的具体要求与建议。

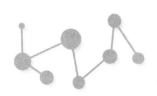

1 个例药品不良反应信息的收集渠道

> 第三十二条　持有人应当主动开展药品上市后监测，建立并不断完善信息收集途径，主动、全面、有效地收集药品使用过程中的疑似药品不良反应信息，包括来源于自发报告、上市后相关研究及其他有组织的数据收集项目、学术文献和相关网站等涉及的信息。

《药品管理法》规定，药品上市许可持有人应当开展药品上市后不良反应监测，主动收集、跟踪分析"疑似药品不良反应信息"。药品不良反应信息的收集是持有人药品不良反应监测工作的基础，是企业开展药品不良反应工作的源头，决定着后续企业产品风险获益评估的质量和风险控制措施制定的科学性和合理性。自 2011 年以来，我国药品监管领域制定与发布了一系列的法律法规和指导原则，指导持有人开展药品不良反应监测工作（表 1–1）。

表 1–1　我国药品上市许可持有人药品不良反应监测相关法律法规和指导原则

法律法规及指南名称	对持有人的要求
《药品不良反应报告和监测管理办法》（卫生部第 81 号令）（2011.5.4）	药品生产企业应建立药品不良反应报告和监测管理制度，主动收集药品不良反应，并详细记录、分析和处理，通过监测网络或纸质报表上报
《关于药品上市许可持有人直接报告不良反应事宜的公告》（2018 年第 66 号）（2018.9.30）	建立有效的信息收集途径，主动收集临床研究、临床使用、学术文献、市场项目、相关论坛或网站涉及的不良反应信息，直接报告获知的所有不良反应，包括药品质量问题引起或超适应证用药、超剂量用药、禁忌证用药等有害反应
《个例药品不良反应收集和报告指导原则》（2018 年第 131 号）（2018.12.19）	持有人应建立面向医生、药师、患者等的有效信息途径，主动收集临床使用、临床研究、市场项目、学术文献以及持有人相关网站或论坛涉及的不良反应
《中华人民共和国药品管理法》（2019.8.26）	持有人应当开展药品上市后不良反应监测，主动收集、跟踪分析疑似药品不良反应信息，对已识别的药品及其风险采取风险控制措施

法律法规及指南名称	对持有人的要求
《药物警戒质量管理规范》（2021 年第 65 号）（2021.5.7）	（1）持有人应建立并不断完善信息收集途径，收集药品使用过程中的疑似药品不良反应信息，包括自发报告、上市后相关研究及其他有组织的数据收集项目、学术文献和相关网站等涉及的信息； （2）对于境内外均上市的药品，持有人应收集在境外发生的疑似药品不良反应信息

《药品管理法》和《规范》明确提出药品不良反应收集的范围为"疑似药品不良反应信息"。疑似药品不良反应信息作为一个新的名词概念，除了包含正常用法用量下的与用药目的无关的不良反应外，还包括可能因药品质量问题引起的或可能与超适应证用药、超剂量用药、禁忌证用药、妊娠及哺乳期暴露、药物无效、药物相互作用等和用药有关的有害反应。此外，建议持有人尽可能多的收集疑似药品不良反应信息，包括任何无法排除药品和不良反应/不良事件因果关联性的，或者报告人员无法判定药品和不良反应/不良事件相关性的信息，均可以收集，待提交持有人药物警戒部门后，由药物警戒人员进行评价和处置。相比于 2011 年的《药品不良反应报告和监测管理办法》，近两年出台的法律法规对持有人收集药品不良反应信息的范围有了明显的扩充，也契合了《药品管理法》提出的"建立药物警戒制度"理念。

《规范》第三十二条规定："持有人应当主动开展药品上市后监测，建立并不断完善信息收集途径，收集药品使用过程中的疑似药品不良反应信息，包括自发报告、上市后相关研究及其他有组织的数据收集项目、学术文献和相关网站等涉及的信息。"同时，规范还规定"持有人不得以任何理由和手段阻碍报告者的报告行为"。

本章节从持有人的角度出发，介绍持有人收集个例药品不良反应信息的渠道和方法，以期为国内的持有人提供个例安全性报告（ICSR）收集的模式借鉴和指导。

1.1 企业电话和邮箱

第三十五条　持有人应当通过药品说明书、包装标签、门户网站公布的联系电话或邮箱等途径收集患者和其他个人报告的疑似药品不良反应信息，保证收集途径畅通。

1.1.1 企业电话收集

持有人的药品说明书、包装标签、持有人管理的门户网站和公众号等公布的联系电话及邮箱是患者和其他个人报告药品不良反应、进行投诉或用药咨询的重要途径。持有人应将药品不良反应的报告方式和途径清晰有效地告知消费者。对于热线电话的设置，不同的持有人可采用不同的策略，可参考但不限于以下途径：①持有人建立 400 热线电话作为统一的对外信息入口，接听处理来自于患者/客户反馈的所有信息；②持有人分别设置质量投诉、药物警戒反馈以及销售部门的咨询电话，分别处理不同类别的反馈信息；③持有人通过委托第三方公司管理热线电话。无论采用哪一种策略，持有人应在其药物警戒质量管理体系中制定热线电话途径收集药品不良反应的标准操作流程，明确该流程中所涉及部门和员工的职责，并对药品不良反应报告流转传递时限进行控制。接听电话的客服、质量人员、销售人员、第三方人员等，应熟知药品不良反应报告的法律法规，清晰个例药品不良反应报告的要素和不良反应报告表填报要求，并且熟知本企业关于热线电话收集药品不良反应的标准操作流程，了解本公司的产品概况等。热线电话接听人员应尽可能对患者自述中未能覆盖到的信息进行询问，以防在后期的回访中某些信息因为时间的流逝而变得不准确或消失。持有人应确保热线电话畅通，建议指定专人负责接听电话，工作时间应有人接听，非工作时间应设置语音留言，实现 7×24 小时全覆盖电话收集。电话号码如有变更应及时在说明书、标签以及门户网站上进行更新。持有人药物警戒部门应将热线电话的接听人员纳入药物警戒培训计划，以确保热线电话收集药品不良反应信息的渠道通畅，且符合本企业药物警戒质量管理要求。

在实际工作过程中，持有人要通过热线电话高效、完整地收集药品不良反应信息，可能会面临以下几个方面的挑战。

1.1.1.1 企业热线电话的设置问题

持有人在设置企业的热线电话时一般存在以下问题：

A. 电话同时承担着公司其他对外业务的处理（如质量投诉、产品咨询等），无暇应对药品不良反应信息；

B. 接听电话的部门往往不是药物警戒部门，药品不良反应信息获取不全或无法在第一时间进行传递；

C. 非工作日对于不良反应、投诉和咨询的处理存在滞后性，或报告人因为无人接听而放弃反馈；

D. 其他原因导致药品不良反应信息无法被准确收集的情况。

为避免以上情况发生，持有人可参考以下方法来设置企业热线电话，进行药品不良反应信息的收集。

方法一：建立专门的药品不良反应报告电话，并在说明书、标签、官网等途径进行宣传，引导反馈人通过专门的电话直接向药物警戒部门报告不良反应；

方法二：在药品说明书、标签中公布统一的投诉反馈 400 热线，同时持有人建立专门的药品不良反应报告电话与 400 热线进行联机，通过 400 热线反馈的药品不良反应可以转接到药物警戒部门；

方法三：持有人直接委托第三方管理 400 热线电话，由第三方负责持有人药品不良反应信息的收集，持有人承担主体责任。

持有人在建立药品不良反应电话收集途径时，可通过以下的方法来提升其有效性：

方法一：持有人设立专门药品不良反应报告电话可安装电话转接功能，与药物警戒专职人员（≥2 人）手机电话建立呼叫转移功能，从而实现 7×24 小时全覆盖电话收集和及时处理；

方法二：持有人设立专门药品不良反应报告电话应安装来电显示和录音功能，便于不良反应信息追溯和数据回顾；

方法三：持有人在委托第三方进行电话处理时，建议每月对第三方处理过程和处理结果进行审查，确保第三方电话处理过程和结果质量可控。

例如某集团有多家持有人，为规范集团药品不良反应处理流程，集团设立了统一的对外"热线电话"收集药品不良反应，指定一个部门统一扎口，并要求集团所有持有人产品说明书公布统一的"热线电话"；集团药物警戒部门单独设立专门的药品不良反应报告电话与"热线电话"联机，反馈人可以通过"热线电话"或药物警戒部门专门的药品不良反应报告电话报告不良反应；为了实现 7×24 小时全覆盖电话收集，集团药物警戒部门在专门的药品不良反应报告电话系统中安装电话转接功能，与集团药物警戒专职人员（3 人）手机进行联机，确保通过电话报告的不良反应、投诉等信息都能在第一时间被记录、处理，且过程可追溯。

1.1.1.2　热线电话收集信息的有效性问题

持有人在通过电话收集药品不良反应信息时，因受到反馈者职业、年龄、教育水平、情绪以及电话接线员技能等因素的影响，许多药品不良反应信息不能被完整地收集，所以持有人应制定清晰的药品不良反应收集流程并指定专业的人员接听电话，具体方法如下。

1.1.1.2.1 制定清晰的电话信息收集流程

持有人无论通过何种电话方式收集药品不良反应均应建立药品不良反应收集的标准操作流程，具体可参考以下内容。

流程一：药物警戒部门专门的药品不良反应电话收集信息流程（图 1-1）。

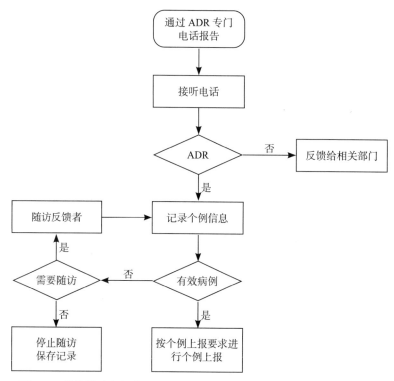

图 1-1 药物警戒部门专门的药品不良反应（ADR）电话收集信息流程

流程二：由热线电话接听部门收集药品不良反应信息流程（图 1-2）。

流程三：由第三方热线电话收集药品不良反应信息流程，与持有人和第三方委托内容相关，如持有人委托第三方处理药品不良反应全过程，则由第三方完成个例信息收集、整理、随访、上报；如持有人只委托第三方收集热线反馈信息，需要第三方在获知持有人药品不良反应信息后反馈给持有人药物警戒部门，具体时限要求在委托协议里面注明（图 1-3）。

值得注意的是：①持有人在建立药品不良反应信息电话收集流程时，应确保流程清晰，同时要确保有效病例在法规要求的时限范围完成上报；②委托第三方处理热线电话的持有人，应当建立定期审计制度，明确检查频次，并在委托协议里明确双方在电话和投诉反馈药品不良反应的处置过程中的职责，持有人负主体责任。

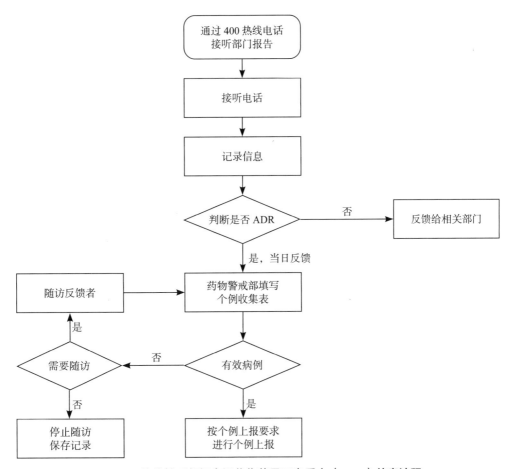

图 1-2 热线接听部门电话收集药品不良反应（ADR）信息流程

1.1.1.2.2 指定专人接听电话收集信息

通过电话、投诉收集药品不良反应信息与电话接线员的专业背景和业务能力存在直接相关性，持有人通过电话或委托第三方收集不良反应信息时，电话接听人员应满足以下条件：①应熟知药品不良反应报告的法律法规；②清晰个例药品不良反应报告的要素和不良反应报告表填报要求；③并且熟知本企业关于热线电话收集药品不良反应的标准操作流程，了解本公司的产品概况等。

值得注意的是，持有人可通过培训的方式提升电话接线员的专业技能和业务水平，以满足电话收集药品不良反应信息的要求；电话接线员在接到药品不良反应/事件或相关投诉过程中，一定要对反馈者做好"情绪安抚"工作，掌握好基本的话术，可以有助于接线员获取药品不良反应相关的信息。

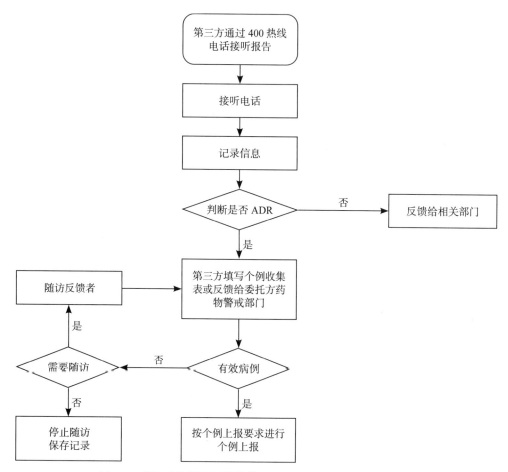

图 1-3　第三方热线电话收集药品不良反应（ADR）信息流程

案例：制定电话接线员培训计划

某持有人热线电话接听员为质量管理部人员，为让接线员能快速、有效地收集药品不良反应信息，制定了培训计划（表 1-2）。

表 1-2　某持有人热线电话接听员培训计划表

培训对象	培训目的	培训内容
电话接线员	准确的收集电话或投诉反馈的药品不良反应/事件信息，并及时反馈给相关部门	（1）药品不良反应报告的法律法规； （2）个例药品不良反应报告的要素和不良反应报告表填报要求； （3）热线电话收集药品不良反应的标准操作流程； （4）本公司的产品概况； （5）药品不良反应/事件处置的基本话术

案例：制定电话接线员不良反应信息收集话术

电话接线员通过基本话术，解决反馈者提出的诉求，又通过正确的情绪安抚和引导获知药品不良反应信息。

◇ 第一步：接电话

原则：打招呼要声音洪亮、热情、有活力。

建议话术："喂，您好，这里是×××公司，我是×××部×××，请问您找谁？怎么称呼您呢？"

◇ 第二步：真诚沟通，表达尊重

原则：让反馈者感受到被重视。

建议话术：

"感谢您对我们公司产品的支持和关心。"

"您反馈的信息对于我们的服务改进是非常重要以及有价值的。"

"我非常理解您的感受。"

"我为您所遇到的问题而感到非常的抱歉。"

◇ 第三步：认真聆听，引导反馈者提供病例信息

原则：感同身受，站在反馈者的角度去说话，让反馈者听着舒服。

建议话术：

"您是否可以告诉我××症状产生的经过呢？"

"您是否可以慢慢地把用药的经过告诉我？我把它记录下来。"

"我们这样了解信息主要是为了保护您的利益，更好地帮您进行分析。"

◇ 第四步：确认关键问题

原则：把握重点。

建议话术：

"请让我确认一下您所需要的是……"

"请让我再次与您确认一下您所期望的……"

"为了避免错误请允许我归纳一下该为您做的事情。"

◇ 第五步：提供解决方法或选择方案

原则：针对反馈者诉求第一时间进行正确解答；如涉及到其他部门，需要第一时间将问题传递至相关部门，并请信息接收方确认信息。

◇ 第六步：整理个例信息

1.1.1.2.3 合理宣传报告途径

反馈途径是否被知晓影响着持有人对药品不良反应信息的收集，持有人在建立药品不良反应信息报告途径后应通过药品说明书、包装标签、门户网站公布等将电话等报告途径宣传出去。

1.1.2 邮箱收集

持有人的药物警戒部门也可以从公司指定的邮箱收集疑似药品不良反应信息，建议该邮箱为公司的公共邮箱，而不是某一人的个人邮箱，且该邮箱需有专人进行监测。持有人对公共邮箱进行维护，需确保有专人定期检查公共邮箱的内容，并进行归类、存档。需定期对邮箱进行可用性检测，确保邮箱的容量足够、可持续接收信息。持有人需将从邮箱接收药品不良反应信息纳入公司药物警戒质量管理体系，制定标准操作规程，并将邮箱的监测人员纳入药物警戒培训计划。

1.2 医疗机构

> 第三十三条 持有人可采用电话、传真、电子邮件等多种方式从医疗机构收集疑似药品不良反应信息。

医生是医疗机构中接触患者最多的人群，通过问诊、查房、处方、解答等过程与患者沟通交流，从而可能在第一时间获知患者用药后的情况。药师是院内药物安全最主要的负责人，在药品安全性信息收集过程中承担着重要职责，包括发现药品质量问题、包装问题、疑似不良反应信息等。护士作为药品使用医嘱的执行方之一，在打针、输液等与患者接触过程中，可能观察到药品使用期间发生的任何不适，护士可能是第一时间获知信息的人，也是药品安全性信息收集的重要报告者。为保证从医疗机构收集信息的途径畅通，首先需要持有人与医疗机构达成合作意向，可通过签订相关的协议来建立与医生、药师、护士等的联系。持有人可采用电话、传真、电子邮件、APP/小程序等方式，定期向医务人员收集临床发生的药品不良反应信息。

有文献[1]对我国持有人从医疗机构收集药品不良反应信息的现状进行了调查研究，研究结果表明，企业与医疗机构在药品不良反应信息沟通中呈现出沟通意愿欠缺、沟通渠道不畅、沟通信息内容局限以及沟通效果不佳等问题。医疗机构不愿意将不良反应直接报告给企业的原因有很多，如企业对药品不良反应监测工作不重视，不愿意投入人力财力，没有安排收集药品不良反应信息的专人代表，收集药品不良反应信息的工作人员不具备不良反应分析和处理的能力，以及企业人员在收集到药品不良反应信息后是否能够全部如实上报、保证上报数据的真实和完整性等；其次，医疗机构人员也存在因药品不良反应报告导致患者信息泄露而引起医疗纠纷的担忧，医疗机构对企业能否真正做好药品不良反应监测与报告这项工作存有疑虑。目前鲜有企业主动与医务人员沟通药品不良反应信息，沟通发起方以医务人员居多。企业从医疗机构收集报告的途径主要为当临床发生药品不良反应后由医务人员主动告知；也有部分企业通过上市后临床试验、安全性研究等途径与医疗机构进行定期沟通交流，但主要集中在外资企业和部分大型内资企业。绝大部分企业设立了营销职能的企业代表团队，而没有设立专门的药品不良反应信息收集团队，没有相应岗位职责要求，相关培训匮乏，这直接导致企业代表极少主动与医务人员就药品不良反应信息进行沟通，往往只关心企业产品销售量，较少关心和询问药品不良反应信息。企业面向医疗机构的主动沟通较少，医务人员常常没有企业药品不良反应负责人的联系方式，往往在发生了药品不良反应后不知道如何联系，无法与之沟通，甚至在联系到相关人员的情况下，企业也会有意回避。调查结果显示，医务人员希望将来企业代表能够主动给他们提供诸如药品安全性信息的更新、促进药品上市后安全性研究开展的相关信息、促进风险最小化措施执行的相关信息，以及督促和促进合理用药等相关的药品安全性信息等。

针对前述企业从医疗机构收集药品不良反应信息的现状和其中存在的沟通障碍和制约因素，可采取以下改善措施。

一是持有人不断加强自身能力建设，提高药品不良反应报告的主体责任意识，积极收集药品不良反应信息，并主动上报。企业应委派有专业背景的人员开展此项工作，并定期对其进行培训。通过整合相关资源、投入经费、安排专业人员队伍规范开展药品不良反应信息收集和上报工作，提高药品不良反应监测水平和能力。

持有人应当根据自身产品情况配备足够数量的药物警戒人员来收集医疗机构药品不良反应信息，从事药品不良反应信息收集的人员应当具备医学、药学、流行病学或相关专业知识，通过药物警戒相关的培训考核，培训课程包含但不局限于以下内容：药品不良反应/事件四要素、药品不良反应/事件上报时限、客户沟通技巧、产品专业知识等。

持有人还要对企业内可能与医疗机构医务人员产生沟通的相关人员（如学术推广人员等）进行培训，提升药品不良反应信息收集能力。

案 例

某持有人对该企业药物警戒人员以及可能与医疗机构医务人员有沟通机会的人员进行药品不良反应信息收集培训，制定了详细的培训计划和目标（表1-3）。

表1-3 某持有人药物警戒人员培训计划

培训对象	培训目的	培训内容
相关人员（如学术推广员）	（1）能够主动向医务人员传递我公司药品安全相关的信息； （2）能够主动收集、反馈药品临床使用情况、药品不良反应及医院需求信息； （3）能够协助医务人员合理、安全使用我公司药品； （4）能够将持有人不良反应信息收集渠道准确的反馈给医务人员	有效病例四要素、重点产品药物警戒知识、药品不良反应/事件处置流程等
药物警戒人员	（1）掌握各种来源的药品安全性信息的收集、处理与随访原则； （2）掌握个例报告评价的方法、原则，具备药物警戒个例报告评价能力； （3）指导相关人员（如学术推广员）开展药品不良反应/事件信息收集； （4）能够为医务人员合理、安全使用我公司药品提供建议	有效病例四要素、重点产品药物警戒知识、药品不良反应/事件处置流程、个例相关性评价、风险管理等

二是加强与医务人员在药品不良反应信息及其他风险信息中的沟通。在实际工作中，多数医院并不知道持有人需要他们报告药品不良反应信息。因此，与医疗机构建立有效联系是持有人首先需要考虑的问题。有调查结果显示，医务人员常常没有持有人药物警戒部门的联系方式，往往在药品不良反应发生后不知道如何与持有人联系，无法与持有人进行沟通。因此，持有人药物警戒部门要从医疗机构获取药品不良反应信息，首先要与医疗机构之间搭建沟通渠道，可以先与日常反馈药品不良反应较多的医疗机构建立沟通，再逐步扩展。例如某持有人根据自身产品上市后药品不良反应情况制定了《×××产品用药手册》和小卡片，在手册和小卡片中注明持有人药品不良反应信息反馈途径（如药物警戒部门电话、热线电话、企业邮箱等），在与医疗机构医务人员进行沟通时，通过《×××产品用药手册》和小卡片的发放，将持有人药品不良反应信息反馈途径宣传出去。

持有人可以结合自身产品风险特点，与医疗机构开展风险沟通活动，向医疗机构医务人员传达最新的产品安全性信息。具体可通过以下几种沟通方式：①通过风险沟通收集药品不良反应。例如某持有人会及时关注自身产品国内外相关研究信息和重点文献报道，并及时向医疗机构医务人员进行反馈，并通过反馈过程和医疗机构医务人员进行沟通获取药品不良反应信息。②与医疗机构签订药品购销合同收集药品不良反应。持有人或其经销商在与医疗机构签订药品购销合同时，可在合同中明确医疗机构需向持有人反馈合同所涉产品不良反应，并在合同中提供持有人药品不良反应反馈途径。③组织学术交流会收集药品不良反应。学术交流有助于医务人员科研上的突破，可增加医务工作者的职业成就感，持有人可按照相关管理规定组织学术交流会，收集药品不良反应信息。

三是企业代表在入院收集药品不良反应信息前，需要遵守医院的相关规定，不得借机营销，企业代表除了要收集药品不良反应信息外，还要承担起将企业药物安全信息及动态有效地传达至医务人员的任务。企业代表可以向医院递交保密书，明确不良反应信息的使用范围和泄露患者隐私信息需承担的法律责任等，减少医院的顾虑。

此外，可能存在的纠纷也是医生上报药品不良反应动力不足的原因之一。持有人可以从提供完整准确的产品信息开始，协助医务工作者处理医疗纠纷、共同面对患者，企业的有力支持会很大程度上减少医生上报不良反应时主观上的后顾之忧，增加报告的数量和及时性。例如，持有人或可对于首报者给予精神激励；获得新的安全性风险后启动一个或多个研究，根据研究结果修订产品说明书，并及时反馈给医生；对于科研上的突破，可将药品不良反应报告者（特别是首报者）的姓名列出，来增加他们的职业成就感。

1.3 药品经营企业和药品生产企业

第三十四条　持有人应当通过药品生产企业、药品经营企业收集疑似药品不良反应信息，保证药品生产、经营企业向其报告药品不良反应的途径畅通。

1.3.1 药品经营企业

持有人可以委托其他经销商/批发企业销售药品，因药品批发企业可以直接与药品零售方对接，有较多机会接触到药品不良反应信息，因此持有人应建立经营企业报告药品不良反应信息的渠道。持有人通过药品经销商收集个例药品不良反应信息，双方应在委托协议中约定经销商的职责，明确信息收集和传递的要求。持有人应定期评估经销商履行信息收集责任的能力，采取必要措施确保所收集信息的数量和质量。持有人或其经销商应确保药品零售企业知晓向其报告不良反应的有效方式，制定信息收集计划，并对驻店药师或其他人员进行培训，使其了解信息收集的目标、方式、方法、内容、时限、保存和记录要求等，以提高药品不良反应信息收集的准确性、完整性和可追溯性。有时持有人药品的安全性风险相关信息需要经由经销商传递给终端患者，这就要求药品经营企业的不良反应接收人员应尽可能全面获取药品不良反应信息，包括患者情况、报告者情况、怀疑和并用药品情况、药品不良反应发生、治疗和转归情况等信息，并妥善保存记录。建议持有人也要对经营企业的销售人员和不良反应接收人员进行培训，使其具备一定的药物警戒知识，能够履行相应职责。

例如一家大型制药公司，它本身不进行药品的直接销售，产品的推广与销售是由与公司合作的经销商（经营企业）与外包商完成。经销商在分销药品过程中存在接触到药品不良反应信息的可能；外包商负责公司产品的销售以及推广工作，在进行药品推广与销售过程中会直接与医院和医疗专业人士沟通，他们可从医疗人员处获知药品不良反应信息，因此，公司在与经销商或外包商合作的协议中应明确义务，告之其应及时向持有人报告药品不良反应信息，并确保经销商具备收集药品不良反应的能力。药品不良反应信息收集和传递的要求、要素、方式方法、时限、对记录的保存都应符合协议要求，以确保持有人能够及时上报药品不良反应报告[2]。同时，持有人也要确保经营企业向其报告药品不良反应的途径保持畅通。

1.3.2 药品生产企业

《药品管理法》实施后，持有人可以委托药品生产企业生产药品，但持有人要对药品的安全性负责，也要承担药品安全性信息的收集与报告。由于药品包装标签和说明书印有药品生产企业的信息，患者、消费者可能会联系生产企业反馈产品的使用情况，生产企业的质量部门，可能从产品的质量投诉中发现疑似药品不良反应信息；客服部也可能在为患者、消费者的服务过程中发现疑似药品不良反应信息。这就需要持有人与药品生产企业签订书面的流程、协议、合同，确保双方信息的同步、一致。在商业合同中，持有人要明确上述约定；或者单独签署文件，以明确生产企业向持有人报告的时限和内容要求。此外，为保证药品安全性信息反馈通畅，持有人可以建立专线反馈渠道，以确保疑似药品不良反应信息能够自由流动。持有人可以定期为生产企业的相关人员提供疑似药品不良反应信息上报的培训，以保证生产企业相关人员具备上报意识，并明确疑似药品不良反应信息的报告途径。建议持有人与药品生产企业定期对彼此之间的信息传递数量以及关键信息的质量进行核对，以确保信息传输是完整的、没有遗漏的。

1.4 学术文献

第三十六条　持有人应当定期对学术文献进行检索，制定合理的检索策略，根据品种安全性特征等确定检索频率，检索的时间范围应当具有连续性。

学术文献是高质量的药品不良反应信息来源之一，医务人员会将自己的科学研究结果、医疗实践心得以文献的形式发表，一些药品不良反应信息就包含在这些文献中。因此，定期对文献数据库进行检索，了解相关药品不良反应个案信息，对于了解产品风险情况是十分必要的。持有人从递交上市许可申请时起就要开始开展文献检索，并持续于整个上市许可的有效期内。持有人需要配备满足药物警戒活动所需的文献资源，定期对学术文献进行检索。持有人可以制定文献检索规程，对文献检索数据库的选择、检索时间范围、检索频率、文献类型等进行归档，形成有效的检索策略，确保文献检索的结果完整、有效，充分发现产品风险。文献检索的时间范围要有连续性，不能间断。需要注意的是，如果执行检索工作和不良反应信息处理工作由不同的人员来完成，则文献检索人员应与个例报告处理人员做好交接记录，以免遗漏信息，造成迟报、漏报等情况的发生。文献检索建议记录检索日期、人员、检索策略等，保存检索获得的原始文献；如果未检索到相关信息也要进行记录。

1.4.1 文献数据库的选择

持有人应对广泛使用的文献数据库进行检索，如中国知网（CNKI）、维普网（VIP）、万方数据库等国内文献数据库和 PubMed、Embase、Ovid 等国外文献数据库。国内外文献均要求至少要同时检索两个数据库。持有人可根据自身需求选取恰当的数据库进行检索，一般情况下持有人选择国内外文献数据库各两个进行检索即可满足日常文献检索要求，持有人也可以根据需求增加文献检索数据库，除特殊情况导致常用数据库无法检索外，其余情况下均应尽量保持检索数据库的统一。

国内外常用数据库列举如下。

Pubmed 数据库：https://www.ncbi.nlm.nih.gov/pmc/

Embase 数据库：https://www.elsevier.com/solutions/embase-biomedical-research

SinoMed 数据库（含 CBM 数据库）：http://www.sinomed.ac.cn/

中国知网数据库：http://www.cnki.net/

维普全文数据库：http://lib.cqvip.com/

万方数据库：http://new.wanfangdata.com.cn/index.html

临床试验数据库：中国临床试验注册中心 http://www.chictr.org/cn/；美国临床试验注册平台 https://clinicaltrials.gov/

Cochrane 数据库：http://www.cochranelibrary.com/；http://www.cochranelibrary.com/about/central-landing-page.html

尽管知名的数据库（如 Medline）覆盖了大部分的科学和医学期刊，但对于非常专业的医学领域，例如对于特定类型的产品（如中药产品）或与非临床研究相关的安全性问题，相关度高的文献可能须从其他地方整理得来。所以，除以上数据库外，可以结合被评价的药品或疾病，检索相应的专业数据库，如中医药需要检索相应的专业文献数据库（中药文献数据库等）。

1.4.2 文献检索策略的制定

文献检索策略应包含但不限于以下内容：数据库名称、网址、产品名称、检索条件与流程、检索周期（起止时间）、检索频率、策略制定者与审核者、版本及生效时间等。持有人应制定合理的检索策略，确保检索结果全面，避免漏检，例如关键词可使用药品的国际非专利名称（INN）或活性成分进行检索，或使用药品监督管理部门批准的药品通用名称、商品名称和别名组合进行检索。

文献检索不仅仅是使用一些术语查询数据库，不同数据库在结构、索引的滞后时间和新术语的索引政策方面各不相同，虽然有一些数据库提供了有关特定索引术语的历史或同义词的应用信息，但是另外一些数据库则没有。持有人在构建文献检索策略时，最高的查全率方法可能是仅输入药品的名称和活性物质的名称（包括各种变异体）。在实践中，为了能更准确地检索到所需的文献资料，持有人可添加其他索引术语和文本，以增加查准率，同时确保文献检索结果全面，减少漏检。

案 例

　　某持有人在针对所持产品的安全性进行文献检索时，制定了以下检索策略。

　　（1）检索中国知网，可参考"TKA=（'产品名称'+主要成分1'+'主要成分2'）ANDTKA=（'禁忌'+注意事项'+'不良反应'+'安全性'+'毒性'+'中毒'+'副作用'+'副反应'+'过敏'+'死亡'）"。

　　（2）检索万方，可参考"主题:（"产品名称"OR"主要成分1"OR"主要成分2"）AND 主题:（"禁忌"OR"注意事项"OR"不良反应"OR"安全性"OR"毒性"OR"中毒"OR"副作用"OR"副反应"OR"过敏"OR"死亡"）"。

　　（3）检索 PubMed/Medline/Embase 时，可参考"主要成分 +Adverse"。

　　（4）检索其他文献库时，按照需求制定合理的检索策略。

　　持有人在制定文献检索策略时，一定要根据文献检索需求，结合文献检索数据库的选择、文献检索范围、文献检索频率相关要求，制定合理的文献检索策略，并根据检索的结果来调整检索策略。建议持有人每年评估一次检索策略是否需要更新，并记录评估结果，如需要更新，应对检索策略进行更新并保留更新记录。

1.4.3 文献检索频率的制定

　　持有人在制定所持产品文献检索频率时，应根据产品上市时间、上市后产品风险情况制定适合持有人自身产品的文献检索频率，持有人对文献检索频率的合理性以及风险发现的及时性负主体责任。文献检索频率建议根据品种的风险情况确定，可以参考《个例药品不良反应收集和报告指导原则》（2018 年第 131 号）中的检索频率，即"对于首次上市或首次进口五年内的新药，文献检索至少每两周进行一次，其他药品原则上每月进行一次，也可根据品种风险情况确定"。

　　例如，某持有人对自身产品上市后安全性风险进行评估，根据评估结果对自身产品文献检索频率进行了设置：

　　①首次上市或首次进口 5 年内的新药，文献检索至少每两周进行一次；

　　②风险高的产品，文献检索至少每两周进行一次；

　　③低风险的产品，文献检索每月进行一次；

　　④近 5 年无销售数据的产品，每年检索一次。

1.4.4 文献的识别和处理流程

持有人按照文献检索策略检索，得到的文献会涉及多个数据库的检索结果，持有人为确保文献检索结果符合检索需求，同时减少偏差，需要针对检索文献结果进行筛选，筛选内容依次为：文献所涉及产品否为本公司产品、是否包含药品不良反应/事件、文献作者是否认为该药品不良反应/事件与公司产品有关、该文献所涉及药品不良反应报告是否为有效报告、是否是重复报告等。

对于从文献中识别出的药品不良反应/事件或其他安全性信息，需要按照个例药品不良反应/事件处理流程，创建相应的药品不良反应个例报告。文献检索的当天就要判断该文献是否涉及药品不良反应/事件及其他安全性信息，并记录为持有人的首次获知日（DAY0）。

案 例

某持有人制定了文献审阅流程（图1-4）。

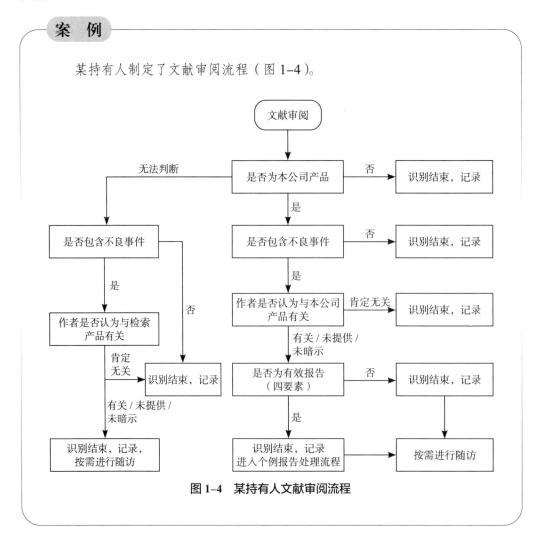

图1-4 某持有人文献审阅流程

有关药品不良反应的文献类型主要包括：个案报道、病例系列、不良反应综述等，此外临床有效性和安全性研究、荟萃分析等也可能涉及到药品的不良反应。文献来源的个例不良反应主要通过检索不良反应个案报道（对单个患者的不良反应进行描述和讨论，如"××药致肝衰竭一例"）和不良反应病例系列（对多个患者同一性质的不良反应进行描述及讨论，如"××药致过敏性休克四例"）获得。对于其他类型文献报道（如以观察疗效为主要目的的临床观察性研究）中的不良反应，一般不作为个例报告。

此外，持有人委托开展文献检索工作的，应签订委托协议，并在协议中明确服务供应商的职责和义务，药品安全性信息的交换和报告程序。

1.5 上市后研究和项目

第三十七条 由持有人发起或资助的上市后相关研究或其他有组织的数据收集项目，持有人应当确保相关合作方知晓并履行药品不良反应报告责任。

由持有人发起或资助的上市后相关研究或其他有组织的数据收集项目中发现的个例药品不良反应，均应按要求进行报告。有组织的数据收集系统包括上市后研究、注册登记研究、患者支持项目、患者援助项目、上市后指定的患者使用计划、其他患者支持和疾病管理计划、市场调研、市场推广项目、针对患者或者医务工作者的调查项目、针对药物疗效或者患者依从性开展的调查项目等。注册登记研究是近几年快速发展的一种临床研究方法，基于疾病登记系统、药品登记系统、药品不良反应（如药源性疾病）登记系统等数据收集系统，开展主动监测、临床观察性研究或者临床试验[3]。上市后研究方法通常分为主动监测（如哨点监测、医院集中监测、处方事件监测等）、观察性研究（如横断面研究、病例对照研究、队列研究等）与临床试验。

上市后研究一般需与医疗机构合作，那么医疗机构作为相关合作方，持有人需要确保其知晓并履行报告责任。持有人的药物警戒部门可以通过审核上市后研究方案中的安全性部分等手段，以确保研究者知晓对安全性信息进行报告的责任。其他有组织的数据收集项目，一般由持有人的市场部发起，可能的合作方为广告公司、基金会等第三方，持有人可以通过告知市场部相关数据收集要求、参与合同的制定和审阅等途径，确保相关合作方理解对药品安全性信息报告的职责并按要求执行。持有人也可与医疗机构或第三方签订书面合同和流程，以确保双方信息的同步、一致；或者单独签署文件，明确各方职责、上报流程、方式、时限以及相关单位联系人、联系方式等内容。在上市后研究或数据收集项目正式开展前，持有人需要对相关单位和人员开展药品不良反应/事件报告收集的相关培训。

当持有人获批了创新药、发现已上市药品有需要进一步明确的风险、需要研究特殊人群的安全性问题或需要评估风险控制措施的执行效果等情况发生时，应主动开展药品上市后安全性研究工作。药品上市后安全性研究一般是非干预性研究，也可以是干预性研究。持有人开展药品上市后安全性研究应当制定书面的临床研究方案，持有人药物警戒部门应在上市后研究计划、方案制订的初始阶段就参与其中，项目实施过程中持有人药物警戒部门要审核药品不良反应/事件报告的收集、记录和报告的合规性；明确药品不良反应/事件的定义、报告范围（包括药品不良反应/事件、妊娠事件）、预期性评价标准、严重性评价标准和关联性评价标准等；明确申办方和研究者对药品和不良反应/事件相关性的判定标准，至少有一方怀疑为可能时，应按照药品不良反应/事件进行报告。持有人要明确诊断、症状和体征的区别，明确继发于其他事件的药品不良事件、持续存在的或复发的药品不良事件、实验室检查异常或生命体征异常时以什么标准判定为独立的药品不良反应/事件，以及需要明确死亡事件无论是否和试验药物相关，都应该记录在严重不良反应/事件报告表中并及时报告给申办方。

上市后项目中一类名称为"患者支持项目"的目前在国内较为多见。患者支持项目一般由慈善机构发起，由持有人无偿捐赠药品，患者自愿申请，符合条件的按照流程予以发放药品。患者支持项目一般要求申请医生填写医生理解备忘录，申请患者填写知情同意书。

下图为某患者支持项目的理解备忘录和患者知情同意书（图1-5，图1-6）。

持有人应在项目资料中公布项目热线、项目邮箱、资料邮寄地址、持有人药物警戒部门的联系电话、邮箱等。项目进行过程中，如项目医生/项目有关人员获知患者的药品不良反应/事件，建议当日将相关信息报告至患者支持项目办公室和持有人药物警戒部门。患者支持项目办公室收到的患者病历资料及其他项目表格时应进行审阅，如有药品不良反应/事件，需24小时内报告至持有人药物警戒部门。持有人要对项目医生/项目有关人员开展药品不良反应/事件培训，确保其能从患者报告的信息中有效识别药品不良反应/事件，并在沟通中获得更详细的信息。

×××患者支持项目
医生理解备忘录

尊敬的 _____ 医生：

为帮助×××患者得到规范、及时和有效的治疗，减轻患者的经济负担，提高患者长期治疗的意识，×××慈善机构发起"×××患者支持项目"。项目计划向符合×××条件的患者提供药品捐赠。为确保捐赠药物确实给了那些真正需要×××药品治疗的×××类型患者，本项目需要您的支持，特此邀请您成为"×××患者支持项目"的项目医生。

作为项目医生，您将按照项目的规定开展工作，负责对在贵院就诊的符合本项目条件的×××患者进行医学评估，并根据患者情况填写项目专用处方，发生药品不良反应/事件时按项目规定及时上报。

该项目为慈善捐赠，为了保证援助药品确实赠送给了需要的患者，我们要求您严格按照项目办公室要求开展工作，不弄虚作假，不收取患者的任何好处费用。如发现不符合项目医学条件的患者，项目办公室有权对执行情况进行纠正；如发现为患者提供虚假医学材料证明，项目办公室将取消医生的筛选资格，并不再接受申请。

最后，如果您接受我们的邀请参与该项目，愿意成为该项目的项目医生，并完全理解项目医生的职责及要求，请您在下面的确认函中签字。我们非常感谢您的爱心！

×××慈善机构
×××患者支持项目办公室

参加项目确认函

我同意成为"×××患者支持项目"项目医生，并遵循项目规定。

本人签名：_____　签字日期：_____年_____月_____日

图1-5　医生理解备忘录示例（仅供参考）

上市后研究或项目中发现的不良反应，原则上应由持有人向监管部门报告，但持有人不得以任何理由和手段干涉研究或项目合作单位的报告行为。

1.6 互联网及其他相关途径

持有人公司的网站、微信公众号、微博、论坛等互联网宣传渠道是持有人收集药品不良反应信息的重要来源。持有人可在网站、公众号等建立药品不良反应报告的专门路径，提供报告方式、报告表和填报指导，在门户网站等公布完整、最新的产品说明书。考虑到报告者对于药品不良反应的发生存在认知度不高、缺乏对药品不良反应信息的医学评估等情况，持有人在设计报告表时应注意简单明了、通俗易懂，以增加报告者的报告意愿，保证持有人能够尽可能多的收集药品不良反应信息。例如某集团公司建立了微信公众号，在公众号首页有非常显目的"报告药品不良反应"选项，反馈人进入"报告药品不良反应"后，是简易的药品不良反应病例信息四要素收集表，可以提供图片上传以及语音录入功能。

建议持有人指定专业人员，定期浏览其发起或管理的网站、微信公众号、论坛等互联网及相关途径信息收集渠道，收集可能的药品不良反应病例，并按照公司的

×××患者支持项目知情同意书

为帮助更多×××型患者得到规范、及时和有效的治疗，减轻患者的经济负担，提高患者长期治疗的意识，由×××慈善机构发起，全权委托项目办公室执行"×××患者支持项目"。

项目申请要求及条件：

医学条件：经项目医生进行医学评估，确诊为符合×××药品治疗适应证即×××型患者使用，无×××药品说明书中提及的禁忌证。持有中华人民共和国居民身份证/军官证的大陆患者。

捐赠药品可能产生的不良反应：本项目并非新药临床研究，所用的×××药品已经获得国家药品监督管理局批准并在临床使用，项目医生对其临床使用和可能产生的不良反应已较为了解。不良反应详见说明书，请详细阅读×××药品说明书并咨询项目医生。如因用药产生任何不适可根据项目援助热线/邮箱、药品不良反应/事件报告电话/邮箱进行报告并咨询。

项目办公室特别声明：

1. 对于患者的个人信息及医学资料（患者信息和资料），我们将严格保密，不会用于任何商业用途，仅用于项目的管理、执行和审计。患者信息和资料将由主办方和项目委托执行机构保留，除卫生监管部门审查监督外，不会披露给其他第三方。涉及到用药不良事件时，在符合适用的法律法规前提下，相关患者信息和资料会披露给药品捐赠方的药品不良反应监管部门，其可能会就此进行跟进和随访，将随访信息录入到药品捐赠方的药品不良事件数据库中并按照相关法律规定上报给相关法律部门。

2. 本项目为慈善项目，患者自愿申请。捐赠所可能产生的所有不良反应项目办不承担责任和义务。

3. 本项目为慈善项目，患者自愿申请，禁止销售捐赠药品及倒买倒卖的行为。

4. 本项目任何信息均以我办官方渠道（微信公众号和项目官网）正式发布的信息为准，我办不为误信其他渠道信息产生的任何后果承担责任。

5. 本人由于无法承担长期治疗的费用负担，自愿向基金会申请该项目。

患者声明签字

1. 我已阅读上述内容和药品说明书，知晓项目申请条款及中止条款，并了解治疗可能发生的不良反应。我自愿申请参加×××慈善机构发起的"×××患者支持项目"，同意并严格遵守本项目的相关规定，自愿按程序申请。

2. 本人承诺自行销毁捐赠药品空药盒，不用于流通渠道。

本人签名：_____ 签字日期：_____ 年 _____ 月 _____ 日

项目援助热线：

项目援助邮箱：

药品不良反应/事件报告电话：（400热线电话、不良反应报告专门电话）

药品不良反应/事件报告邮箱：（持有人不良反应反馈邮箱）

工作时间：

图1-6　患者知情同意书示例（仅供参考）

操作流程对收集到的药品不良反应信息进行处置。持有人要制定互联网及相关途径的药品不良反应信息收集流程，并根据自身情况制定相应的检索计划和检索频率，可设为每天检索，也可以设定固件按周期进行检索。持有人完成互联网及相关途径检索后，需要对相关信息进行筛选，依次判断是否为本公司产品、是否包含药品不良反应/事件、是否认为药品不良反应/事件与公司产品有关、是否为有效报告、是否是重复报告等。从互联网及相关途径中识别出药品不良反应/事件或其他安全性信息，需要按照个例不良事件处理流程，进行个例信息收集，互联网及相关途径检索当天记为持有人首次获知日（DAY0）。通过互联网渠道收集的药品不良反应建议持有人保存原始记录，并进行编号。互联网及相关途径信息收集渠道检索人员同热线电话接线员一样，需要接受该公司的药物警戒培训，并知晓药品不良反应信息的收集内容和相关要求。

原则上不要求持有人搜索外部网站，但如果持有人获知外部网站中的药品不良反应，应当评估是否需要报告。在实际工作过程中，外部网站也会报告一定数量的药品不良反应，持有人在进行互联网及其他相关途径收集药品不良反应时，可根据自身情况开展外部网站药品不良反应收集工作。

例如某集团上市产品较多，为确保能够及时发现外部互联网宣传渠道发布的药品不良反应信息，明确了互联网检索网站范围和检索策略，检索频次按照文献检索周期设立，检索结束后及时收集药品不良反应信息，见表 1–4。

表 1–4　互联网不良反应信息检索记录

检索日期	检索范围	检索结果
2021.11.11	新浪微博、人民网	无
2021.11.25	新浪微博、人民网	无

利用社交媒体获得药品不良反应报告具有数量多、覆盖面大、及时等优点，可以弥补传统药品不良反应自发报告系统数据来源的时滞长、上报不足、缺乏地域多样性、患者视角缺失等局限。目前，很多国家将社交媒体作为辅助工具，获得自发药品不良反应报告。2013 年，美国药物研究与制造商协会（PhRMA）发布了一套关于社交媒体上涉及药物安全问题的草案，确定了药品不良反应/事件报告的最低标准、有效不良反应/事件的要求；要求持有人应拥有自己产品的不良反应/事件报告网站，并定期筛查其管理或负责的网站，收集可能的药品不良反应案例报告（也需符合现行 ICH E2B 要求）；同时还规定社交媒体中的药物和不良事件报告应采用美国药品不良反应报告系统（FAERS）中的医学术语描述。自此，从社交媒体中挖掘不良反应信息成为美国 FAERS 收集药品不良反应、药物依从性和药物有效性证据的一种新方法。英国制药工业协会（ABPI）在 2013 年还发布了一个指导性文件，详细说明了持有人如何收集和管理来自社交媒体的药品不良反应报告和产品投诉，以及如何在规定时间内建立"社交媒体项目"。法国国家药品管理局（ANSM）在 2014年 3 月颁布了《健康产品（药品和医疗）宣传和推广宪章》，其章程建议持有人在自己的网站上应提供有关药品安全的信息，包括用户如何通过 ANSM 门户网站报告药

品不良反应。法国医药行业协会也制定了《适用于医药行业数字通信的法律框架指南》，内容与 ICH E2B 和美国 PhRMA 2013 年发布的草案相似，包含了对药品不良反应/事件的标准和有效性的要求，并且对持有人在社交媒体中的责任等都做了说明[4]。相较于欧美国家，我国借助社交媒体（如微信、微博、QQ 等社交媒体或工具以及相关应用程序、小程序等）收集药品不良反应仍停留在技术探索阶段。

1.7 监管机构来源

　　境内监管部门向持有人反馈的药品不良反应报告，主要用于持有人对产品进行安全性分析和评价。持有人通过国家药品不良反应监测系统持有人报告与管理平台（https://daers.adrs.org.cn/）接收国家药品不良反应监测中心反馈本企业的来自于医疗机构的药品不良反应报告。持有人应确保反馈数据被及时下载，并做好相应的下载记录。持有人应对反馈的报告进行处理，如术语规整、严重性和预期性评价、关联性评价等，并按照个例药品不良反应的报告范围和时限要求报告。

（孟康康　王　荣）

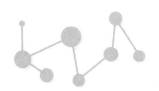

2 个例药品不良反应的记录、传递与核实

2.1 背景介绍和法规要求

药物警戒记录是反映实际药物警戒活动实施结果的书面文件和药物警戒质量管理过程中执行标准情况的结果。个例药品不良反应信息的有效收集、准确记录和及时传递是开展后续药物警戒活动工作的基础，也是持有人应履行的基本法律责任。因此在药品的研制、生产、经营、使用活动的质量管理体系中，始终遵循一句话：没有记录就没有发生，药物警戒体系亦如此。同时，个例药品不良反应记录的质量可能会影响后续药物警戒工作的进度和质量。例如，将重要信息记录遗漏或者记录的关键点出现偏移，就会影响后续的信号检测和风险评估，使本来可以监测到的信号被漏掉，或者信号的程度、危害范围等被错误估计，从而无法采取最优的风险管理措施，最终可能影响药物获益风险平衡的判断，使患者暴露于风险之中。因此，统一的定义和术语、统一的方法，是记录完整、准确、可追溯的保证。

除了准确性外，个例药品不良反应的记录和传递还要求很高的时效性。只有及时地记录和传递，才能尽快地对风险进行判断，从而采取相应风险管理措施，保护患者的健康。

作为药物警戒活动开展的基础，国家药品监督管理局作为药物警戒工作的主管部门，已经颁布了一系列的法规、指南等文件来指导个例药品不良反应的记录、传递与核实工作的各个环节。其中，《规范》第四章"监测与报告"第二节"报告的评价与处置"中对个例药品不良反应的记录、传递和核实提出明确的要求。2018 年 12 月 21 日发布实施的《个例药品不良反应收集和报告指导原则》（2018 年第 131 号）第二章也对个例药品不良反应的记录、传递与核实提出了明确的要求并进行了详尽的阐述。

由于国家药品监督管理局已经加入国际人用药品注册技术协调会（ICH），成为其全球第 8 个监管机构成员，根据原食品药品监督管理总局《关于适用国际人用药品注册技术协调会二级指导原则的公告》（2018 年第 10 号），ICH 的相关指导原则也适用于国内药物警戒活动的开展，包括《E2A：临床安全数据的管理：快速报告的定义和标准》《E2D：上市后安全数据的管理：快速报告的定义和标准》《M1：监管活动医学词典（MedDRA）》《E2B（R3）：临床安全数据的管理：个例安全报告传输的数据元素》等，均对个例药品不良反应的记录、传递和核实做了明确的要求。另外，为了保证记录和数据在整个使用期间即数据生命周期内的准确、完整、一致和可靠，持有人也可以参考执行国际上较为通用的一些规范和标准。例如，《WHO 数据完整性指南：良好的数据和记录规范（GDocP）》、国家药品监督管理局《药品记录与数据管理要求（试行）》（2020 年第 74 号）等。

《药品管理法》中明确规定了药品上市许可持有人依法对药品研制、生产、经营、使用全过程中药品的安全性、有效性和质量可控性负责。

综上所述，主动收集、监测和报告个例药品不良反应是持有人风险管理能力、社会责任感和对患者负责态度的具体体现。个例药品不良反应的记录和传递对于后续药物警戒活动的开展具有重要意义，所以记录和传递的各个细节都应该严格按照规定和标准进行，并设置相应的审核和质量控制环节，允分保证个例药品不良反应记录、传递与核实的准确性、及时性，为药物警戒工作打好基础。

2.2 个例药品不良反应的记录

2.2.1 信息记录的方式及管理要求

为规范药品研制、生产、经营、使用活动的记录与数据管理，国家药品监督管理局发布了《药品记录与数据管理要求（试行）》（2020 年第 74 号），并于 2020 年 12 月 1 日正式实施，对根据记录的方式、记录的用途进行的记录分类、不同方式记录的管理要求和数据管理的要求进行了明确的规定。根据记录载体不同，药物警戒活动中的记录方式可以分为：纸质记录和电子记录。持有人对个例药品不良反应的记录可以采用纸质、电子等一种或多种形式，针对不同的记录方式采用不同的管理要求，以保证全过程信息真实、准确、完整和可追溯。

《规范》规定，持有人应当规范记录药物警戒活动的过程和结果，妥善管理药物警戒活动产生的记录与数据。记录与数据应当真实、准确、完整，保证药物警戒活动可追溯。关键的药物警戒活动相关记录和数据应当进行确认与复核。在保存和处理药物警戒记录和数据的各个阶段应当采取特定的措施，确保记录和数据的安全性和保密性。药物警戒记录和数据至少保存至药品注册证书注销后十年，并应当采取有效措施防止记录和数据在保存期间损毁、丢失。持有人委托开展药物警戒活动的，其委托开展药物警戒活动所产生的文件、记录和数据，也应当符合《规范》的要求。

第四十条　持有人在首次获知疑似药品不良反应信息时，应当尽可能全面收集患者、报告者、怀疑药品以及不良反应发生情况等。收集过程与内容应当有记录，原始记录应当真实、准确、客观。

第一百零七条　持有人应当规范记录药物警戒活动的过程和结果，妥善管理药物警戒活动产生的记录与数据。记录与数据应当真实、准确、完整，保证药物警戒活动可追溯。关键的药物警戒活动相关记录和数据应当进行确认与复核。

第一百一十二条　在保存和处理药物警戒记录和数据的各个阶段应当采取特定的措施，确保记录和数据的安全性和保密性。

第一百一十三条　药物警戒记录和数据至少保存至药品注册证书注销后十年，并应当采取有效措施防止记录和数据在保存期间损毁、丢失。

第一百一十四条　委托开展药物警戒活动所产生的文件、记录和数据，应当符合本规范要求。

第一百一十五条　持有人转让药品上市许可的，应当同时移交药物警戒的所有相关记录和数据，确保移交过程中记录和数据不被遗失。

2.2.1.1 纸质记录

当记录以纸质记录形式保存的情况下，纸质记录应该符合《规范》提出的字迹清晰、易读、不易擦除等要求，持有人应该制定记录的管理规程，明确记录管理责任，规范记录的控制方法，防止无效版本的使用。

记录文件的设计与创建应当满足实际用途，样式应当便于识别、记载、收集、保存、追溯与使用，内容应当全面、完整、准确反映所对应的活动。文件的印制与发放应当根据记录的不同用途与类型，采用与记录重要性相当的受控方法，防止对记录进行替换或篡改。

对于格式化的原始记录，建议持有人在相应的记录管理规程中对记录的书写提出明确的要求，例如，记录应整洁、易读，不易擦除，不得涂改、贴盖，用字用语要规范，字迹要工整、清晰；常用的外文缩写应符合规范，使用规范的专业术语等。对于数据的修改当签注修改人姓名和修改日期，并保持原有信息清晰可辨。必要时说明更改的原因等。

记录在正式归档之前应妥善保存，避免水浸、墨污、卷边，保持整洁、完好、无破损、不丢失。

药品使用过程中的记录，根据用途可以分为：台账、日志、标识、流程、报告等不同类型。持有人应当根据活动的需求，采用一种或多种记录类型，保证全过程信息真实、准确、完整和可追溯。

无论采取哪种记录方式，持有人都应当根据记录的方式和用途制定记录管理规程，明确记录管理责任，规范记录的控制方法。对于电子记录和纸质记录并存的情况，持有人还应当在相应的操作规程和管理制度中明确规定作为基准的形式。

2.2.1.2 电子记录

电子记录是指一种数字格式的记录，由文本、图表、数据、声音、图示或其他数字信息构成。其创建、修改、维护、归档、读取、发放和使用均由计算机（化）系统实现。

> 第一百零八条　记录应当及时填写，载体为纸质的，应当字迹清晰、易读、不易擦除；载体为电子的，应当设定录入权限，定期备份，不得随意更改。
>
> 第一百零九条　电子记录系统应当具备记录的创建、审核、批准、版本控制，以及数据的采集与处理、记录的生成、复核、报告、存储及检索等功能。
>
> 第一百一十条　对电子记录系统应当针对不同的药物警戒活动和操作人员设置不同的权限，保证原始数据的创建、更改和删除可追溯。
>
> 第一百一十一条　使用电子记录系统，应当建立业务操作规程，规定系统安装、设置、权限分配、用户管理、变更控制、数据备份、数据恢复、日常维护与定期回顾的要求。

《规范》规定，记录应当及时填写，载体为电子的，应当设定录入权限，定期备份，不得随意更改。电子记录系统应当具备记录的创建、审核、批准、版本控制，以及数据的采集与处理、记录的生成、复核、报告、存储及检索等功能。对电子记录系统应当针对不同的药物警戒活动和操作人员设置不同的权限，保证原始数据的创建、更改和删除可追溯。使用电子记录系统，应当建立业务操作规程，规定系统安装、设置、权限分配、用户管理、变更控制、数据备份、数据恢复、日常维护与定期回顾的要求。

根据《药品记录与数据管理要求（试行）》，如持有人采用电子记录，计算机（化）系统至少应当满足以下要求。

◇ 功能要求：①保证记录时间与系统时间的真实性、准确性和一致性。②能够显示电子记录的所有数据，生成的数据可以阅读并能够打印。③系统生成的数据应当定期备份，备份与恢复流程必须经过验证，数据的备份与删除应有相应记录。④系统变更、升级或退役，应当采取措施保证原系统数据在规定的保存期限内能够进行查阅与追溯。

◇ 系统操作与用户管理权限要求：①建立操作与系统管理的不同权限，用户权限应当与承担的职责相匹配。②具备用户权限设置与分配功能，能够对权限修改进行跟踪与查询。③确保登录用户的唯一性与可追溯性，当采用电子签名时，应当符合《中华人民共和国电子签名法》的相关规定。④应当记录对系统进行操作的相关信息，至少包括操作者、操作时间、操作过程、操作原因；数据的产生、修改、删除、再处理、重新命名、转移；对计算机（化）系统的设置、配置、参数及时间戳的变更或修改。⑤电子记录在替代纸质记录时，除计算机（化）系统需要满足的设施配置、功能和管理要求外还需要经过验证，确保系统功能符合预定用途。

2.2.2 信息记录的基本原则

《规范》第一百零七条规定，持有人应当规范记录药物警戒活动的过程和结果，妥善管理药物警戒活动产生的记录与数据。记录与数据应当真实、准确、完整，保证药物警戒活动可追溯，关键的药物警戒活动相关记录和数据应当进行确认与复核。第一百零八条规定，记录应当及时填写，载体为纸质的，应当字迹清晰、易读、不易擦除；载体为电子的，应当设定录入权限，定期备份，不得随意更改。

2.2.2.1 真实性和可追溯性

数据真实性是保证药物警戒工作顺利进行的必备前提。在任何情况下，无论出于何种目的都不得伪造、编造数据，也不得随意删除、修改或增减数据。这就要求数据的原始性和可追溯性，数据的原始性要求数据是首次被记录的，或可以被追查到原始信息，不得事后追记、另行整理记录、誊抄或进行无关的修正。药品不良事件报告的原始信息即只经过收集而未被加工的信息，包括患者或其代理人（或者家属）口述或书面表述的患者基本情况（年龄、病史、病情、药物禁忌等），用药过程（用药时间、用药频率、用药量）和发生药品不良反应过程（药品不良反应发生的时间、发生的状态、发生的程度等），以及其他需要传递或者当事人认为很重要的信息。若需对原始数据进行任何更改或更正，都要保留原来的记录清晰可见，不得涂改、涂黑或重新抄写，而是采取"杠改"的方式，即在需更改的数据上划一条斜线，保持更改前的记录可辨认，然后在右上方写上正确的数据，并应由更改人签字并注明更改时间及原因。为了保证研究记录的真实性，每次记录后，均应由审核人员和记录人在记录后签名。

> **案 例**
>
> 某个例报告的记录由数据接收人员通过 word 编辑打印，并由接收人签署姓名和日期确认，但之后发现其中存在记录错误，数据接收人员就在 word 中直接更新信息覆盖原错误内容重新打印签字，签字日期仍为原来的日期，这样的做法不符合保护数据原始性的要求。建议的做法应该是在初始签字的报告上手动修改，在修改处签字、签日期，日期为修改当天。

一般情况下应当避免用非正式的记录用纸来记录原始数据，但是在实际操作过程中，无论所用记录载体是否正式都应当作为原始记录来保存。

> **案 例**
>
> 药物警戒工作人员在非工作时间突然接到个例药品不良反应的电话反馈，随手将报告者反馈信息记录在一张便签纸上，那么该便签纸就是原始记录，应作为原始资料归档。如果记录需要重新誊写，则原有记录不得销毁，而应作为重新誊写记录的附件保存。

2.2.2.2 准确性和及时性

根据《WHO 数据完整性指南：良好的数据和记录规范（GDocP）》，术语"准确性"意思为数据是正确的、真实的、有效的和可靠的。药物安全性信息收集、记录、传递以及药品不良反应报告的过程涉及多个步骤和不同人员，错误发生不可避免，也经常出现事后补录信息的情况：一种是凭记忆回溯数据，另一种是先将数据临时记录后再将内容转抄到正式记录上。这两种做法都不妥。实际上，对具体信息的临时记忆能力是很不可靠的，而采取转抄的方法不仅增加了出错的机会，同时也破坏了研究记录的原始性。对获知的药品安全性相关信息应当及时做好记录，及时性是真实性、准确性、完整性的保证；同时也需要做好数据监控、验证和复核来提升准确性。

2.2.2.3 完整性

记录的完整性要求原始数据及原始文件保存应完整无误，整个过程的所有数据文档（包括源数据记录）的保存都应当有相应的文档管理规程，以保障数据记录和文档的完整无误；数据链能反映过程管理质量和数据及其支持性证据的真实可靠性。

在药品安全性信息收集和记录的过程中需要注意：①要客观如实记录，既不夸大也不缩小，更不能有意地隐瞒那些可能影响个例安全性报告严重性、相关性和是否预期药品不良反应的所有信息。②记录的信息要尽可能全面，有助于后续的分析和报告。如果无法获取全面信息，也应尽量首先获取必要的内容来保证药品不良反应报告的有效性和及时性，如可识别的患者、可识别的报告者、怀疑药品、不良反应。

2.2.3 不同报告来源的信息记录

《个例药品不良反应收集和报告指导原则》（2018 年第 131 号）中要求对各种途径收到的药品不良反应信息，如电子邮件、信函、电话、医生面访等均应有原始记录，电话记录、医生面访等常规收集途径应制定原始记录表格。对于文献来源的数据还应记录检索日期、人员、检索策略等，保存原始文献，如果未检索到相关信息也应记录。对于监管部门反馈的数据，持有人应确保反馈数据及时下载，记录下载时间、数量、操作人员等信息。基于监管部门的明确要求，持有人应该制定管理制度或操作规程、设计格式化的记录文件来规范记录内容和过程。

在实际工作中，个例药品不良反应记录模板设计主要考虑以下 2 个因素。①持有人组织框架和工作流程：不同持有人组织框架设置不同，其药物警戒体系内从事药物警戒活动的相关部门职责分工也就不同，工作流程可能也有所差别。持有人可以根据不同药物警戒体系相关部门的职责分工和不同的应用场景进行设计。②个例药品不良反应来源和途径：不同报告来源和途径的个例安全性信息的数据准确性、完整性差别较大，需要收集和记录的要素也有所差别，因此建议持有人根据需要制定不同格式的文件记录药物警戒活动的过程。持有人应用于信息收集、信息处理的记录模板包括但不限于：

- 《热线电话接听记录表》
- 《药品个例安全性报告接收登记表》

- 《监管部门反馈数据登记表》
- 《个例安全性报告处理记录表》
- 《未上报个例安全性报告记录表》
- 《文献检索记录表》
- 《文献检索处理记录表》
- 《上市许可持有人药品不良反应报告表》等

围绕各项药物警戒工作进行设计、基于持有人组织架构的记录流程涉及其他部门药物警戒活动的，除需要将相应的制度流程、记录文件给到相应部门，还需对其进行培训，确保其知晓工作职责、内容和记录要求，使各个收集来源沟通便捷、高效。

使个例药品不良反应报告的收集、记录和传递规范有效地进行，应切实做到：

- 说到的做到：按文件严格贯彻实施
- 做到的说到：将有效的活动写成文件
- 做到的记到：将活动的结果形成记录

持有人根据收集信息的接收人不同及报告来源、报告途径设置合适的信息记录方式，各种的信息记录、台账等应该保持一定的统一性并作为原始记录归档保存，以方便后续对信息进行传递、核对和处理，保证信息收集、核实和传递真实、完整、准确。为了给持有人提供可操作性的建议，本章节提供了不同信息来源和途径记录的模板，供各持有人参考。

2.2.3.1 持有人电话和邮箱

根据持有人组织框架和职能设置的不同，质保部、医学部、市场部、销售部、客户关系、公司前台、总机等多个部门都有可能接听到涉及药品安全性信息的反馈电话和电子邮件，也可能是由客服中心、药物警戒等专门部门统一接收处理，所以持有人需要对电话接收到的安全性信息的处理流程制定管理规程，并对接听电话的人员进行培训，使其能准确熟练地收集、记录相关的药品安全性信息并尽可能的全面获取药品不良反应信息，包括患者情况、报告者情况、怀疑和并用药品情况、药品不良反应发生和处理、转归情况等，并对患者自述中未能覆盖到的信息进行询问，以免在后期的回访中某些信息因为时间的推移而变得不准确或消失。当持有人的设置是由非药物警戒部门的人员来接听处理涉及药品不良反应报告信息时（如质保部门的质量投诉、医学部门的用药咨询等），接线人员接听到来电后，需要对反馈的药品不良反应信息进行识别，全面收集药品不良反应信息，填写相应记录文件并按照企业内部规定的时限将记录文件传递至药物警戒部门。药物警戒部门应对所有接收到的个例药品不良反应报告做好接收记录。

案 例

持有人的产品热线的接线员，某日接到消费者咨询，称其亲属长期服用本持有人的药物 A，最近出现乏力现象，问会不会是药物引起的？在获知消费者的咨询信息后，接线人员初步判断该信息既是属于医学咨询，但同时消费者也反馈了服用药品后出现的不良反应，所以接线人员需要详细了解患者的用药信息和药品不良反应信息，并填写《热线电话接听记录表》（表 2–1）、《药品上市许可持有人药品不良反应报告表》（表 2–2）等记录文件或在电子数据记录管理系统中进行记录，并按照持有人内部规定的时限及时传递至药物警戒部门。

药物警戒部门人员在接收到其他部门传递过来的个例药品不良反应报告后及时在《个例药品不良反应接收登记表》（表 2–3）中进行登记，并进行后续报告流程的处理。

如果是药物警戒部门人员作为第一接收人从不同途径收集到的个例药品不良反应报告，也应尽可能全面地获取药品不良反应信息并填写表 2–2、表 2–3。

表 2–1　热线电话接听记录表

受理人 （第一接收人）		来电时间		来电号码	
来电类型	□用药咨询　　　　　　　　　□产品投诉（投诉编号：＿＿） □ PV 报告（企业病例编号：＿＿）□其他：＿＿＿＿＿＿				
涉及产品信息	□名称：　　　　　　　　批准文号： □批号：　　　　　　　　包装规格：				
客户信息					
A. 反馈问题详情					
B. 问题解决措施					
C. 备注信息					

表 2–2 药品上市许可持有人药品不良反应报告表

□严重报告　□境外报告　□首次报告　□跟踪报告　病例编号*_____

报告来源*：□医疗机构　□经营企业　□个人　□文献　□研究　□项目
　　　　　□其他_____　□监管机构

患者信息								
姓名*	性别*	出生日期*	年龄	国籍	民族/种族	身高（cm）	体重（kg）	联系电话

医疗机构/经营企业名称：

病历号/门诊号：

既往药品不良反应及药物过敏史：
有□_____　无□

相关重要信息：
吸烟　有□_____　无□　不详□
饮酒　有□_____　无□　不详□
其他过敏史　有□_____　无□　不详□
其他（如肝病史，肾病史，家族史）有□_____　无□　不详□

相关疾病信息（可重复）			
序号	疾病名称	开始日期	结束日期	报告当时疾病是否仍存在
1				是□　否□　不详□
2				是□　否□　不详□

怀疑用药（可重复）															
序号	批准文号*	商品名	通用名称*	剂型*	规格	上市许可持有人/生产企业*	产品批号	失效日期/有效期至	给药途径	单次剂量	给药频次	起	止	用药时间	治疗疾病*	是否存在以下情况（可多选）	对药品采取的措施
1																
2																

注 1：1– 假药 2– 用药过量 3– 父源暴露 4– 使用了超出有效期的药品 5– 检测并合格的批号
　　　6– 检测并不合格的批号 7– 用药错误 8– 误用 9– 滥用 10– 职业暴露 11– 超说明书使用
注 2：1– 停止用药 2– 减少剂量 3– 增加剂量 4– 剂量不变 0– 不详 9– 不适用

| | | | | | | | | 用法用量 | | | 用药起止日期* | | | | 是否存在以下情况（可多选） | 对药品采取的措施 |
序号	批准文号*	商品名	通用名称*	剂型*	规格	上市许可持有人/生产企业*	产品批号	失效日期/有效期至	给药途径	单次剂量	给药频次	起	止	用药时间	治疗疾病*		
1																	
2																	

注 1：1– 假药 2– 用药过量 3– 父源暴露 4– 使用了超出有效期的药品 5– 检测并合格的批号
　　　6– 检测并不合格的批号 7– 用药错误 8– 误用 9– 滥用 10– 职业暴露 11– 超说明书使用
注 2：1– 停止用药 2– 减少剂量 3– 增加剂量 4– 剂量不变 0– 不详 9– 不适用

相关器械：

不良反应（可重复）

怀疑药品—不良反应术语*：_____
发生时间*：_____年___月___日　　　结束时间：_____年___月___日
持续时间：____（分/小时/天）
严重性* 非严重□
□导致死亡　　□危及生命　　□导致住院或住院时间延长　　□导致永久或显著的残疾/功能丧失
□先天性异常/出生缺陷　　□导致其他重要医学事件，如不进行治疗可能出现上述所列情况
非预期* 是□ 否□
停药或减量后，反应是否消失或减轻* 是□ 否□ 不详□ 不适用□
再次使用可疑药品后是否再次出现同样反应* 是□ 否□ 不详□ 不适用□
结果* 治愈□ 好转□ 未好转□ 有后遗症□ 死亡□ 不详□
初始报告人评价* 肯定□ 很可能□ 可能□ 可能无关□ 待评价□ 无法评价□
上市许可持有人评价* 肯定□ 很可能□ 可能□ 可能无关□ 待评价□ 无法评价□

不良反应过程描述*（包括发生场所、症状、体征、临床检验等）及处理情况（可附页）：

死亡时间：_____年___月___日　　直接死因：_____
是否尸检：是□ 否□ 不详□ 尸检结果：_____

续表

相关实验室检查信息（可重复）			
序号	检查项目	检查日期	结果（单位）	正常值范围 （低值－高值）
1				
2				

妊娠报告有关信息						
父/母姓名	性别	出生日期	年龄	身高 （cm）	体重 （kg）	末次月经时间

妊娠相关描述项（既往妊娠史，本次妊娠单胎、多胎，妊娠结局，生产方式，胎儿结局等）
（可附页）：

相关疾病信息（可重复）			
序号	疾病名称	开始日期	结束日期	报告当时疾病是否仍存在
1				是□　否□　不详□
2				是□　否□　不详□

既往用药史（可重复）			
序号	药物名称	开始日期	结束日期	治疗疾病
1				
2				

初始报告人姓名 *_____
职业 *　　医生□　　药师□　　护士□　　其他医务人员□　　消费者□　　其他人员□
所在单位：_____　联系电话：_____　电子邮箱：_____

事件发生国家/地区 *：_____　首次获知时间 *：_____
企业病例编码 *：_____　最近一次获知时间 *（仅适用于跟踪报告）：_____
上市许可持有人名称 *：_____　联系人 *：_____
电话 *：_____　地址 *：_____

备注	其他需说明的情况：

注：* 号为必填项。

表 2-3 个例药品不良反应接收登记表

登记编号	持有人接收日期	药物警戒接收日期	第一接收人	涉及产品	不良反应	报告来源	报告途径	操作人
						□医疗机构 □个人 □文献 □经营企业 □研究/项目	□电话 □电子邮箱 □互联网及相关途径 □现场面访 □信函 □传真	
						□医疗机构 □个人 □文献 □经营企业 □研究/项目	□电话 □电子邮箱 □互联网及相关途径 □现场面访 □信函 □传真	
						□医疗机构 □个人 □文献 □经营企业 □研究/项目	□电话 □电子邮箱 □互联网及相关途径 □现场面访 □信函 □传真	

此外，为了确保所有的药品安全性报告都被准确地在规定时限内传递，避免出现传递错误或漏报情况，持有人应考虑热线接听部门和药物警戒部门间进行定期（如每月、每两周）信息比对，以确保双方对发送和接收的信息的一致性，双方应对个例药品安全性报告的数量和时间等内容达成一致，如存在差异，则需明确发生差异的原因并采取纠正措施。

药物警戒部门接收个例药品不良反应的邮箱应设立定期查看机制，可根据药物警戒业务情况和药品不良反应报告量确定检查频率。建议至少每日查看1次，但如果日常报告量较大，可增加查看该邮箱的频次。考虑当日最后一次查看后仍然需要一定时间来保障及时处理接收到的药物安全性信息，应在日常工作结束时间前1个小时进行末次查看。每日负责查看邮箱的人员需要识别邮件中可能包含的个例药品不良反应信息，参考电话记录案例填写《药品上市许可持有人药品不良反应报告表》（表2-2）等记录文件或在电子数据记录管理系统中进行记录，及时在《个例药品不良反应接收登记表》（表2-3）中进行汇总登记，并按持有人内部规定处理药品不良反应报告。

2.2.3.2 互联网和社交媒体平台

持有人应指定人员定期查看自主发起或管理的门户网站、公众号、论坛等互联网相关平台，尤其是支持读者留言或具有对话框功能的互联网和社交媒体平台。持有人可根据具体情况合理设置查看的频率，建议持有人每天由指定人员查看相关平台以便及时收集个例药品不良反应报告、为患者/报告人提供帮助，避免错过报告处理时限。当接收到任何包含个例药品不良反应的信息，指定人员可采用屏幕截图、转成 PDF 格式文件等方式保留原始信息，并根据企业内部时限和传递方式将药品个例不良反应报告传递至药物警戒部门。药物警戒部门人员在接收到不良反应原始信息后进行原始信息审阅并填写《药品上市许可持有人药品不良反应报告表》和《个例药品不良反应接收登记表》，对收到的个例药品不良反应进行登记，然后将《药品上市许可持有人药品不良反应报告表》和所有原始资料传递给数据录入人员进行后续报告处理。根据持有人的职责设置，也可以由查看平台信息的人员或者数据录入人员审核收到的原始信息并填写《药品上市许可持有人药品不良反应报告表》再传递至药物警戒部门或进行药物警戒系统中的数据录入等流程。

2.2.3.3 上市后研究和项目

由于不同持有人组织架构和职责分工不同，对于上市后的研究和项目可能会涉及持有人的多个部门，如临床研究、市场、医学、质量、药物警戒、销售、真实世界研究等众多部门，这就要求持有人制定完善的上市后研究和项目管理制度以及清晰的项目管理流程，使药物警戒部门能够与其他所有部门保持良好的沟通，在上市后研究和项目计划、方案制订的初始阶段就参与其中，审核项目实施过程中的药品不良反应报告收集、记录和报告的可行性和合规性。

通常对于上市后研究和项目，持有人会有相应的数据管理人员或委托第三方数据管理人员针对项目需求设计统一的病例报告表或信息收集表来保证收集项目方案中研究目的要求的所有数据，在实践中通常由持有人指定专门人员（如临床监查员、临床协调员等）在临床研究过程中将发生的所有不良反应信息通过《药品上市许可持有人药品不良反应报告表》或项目的电子数据采集系统按照研究方案或企业规定的时限传递至药物警戒部门进行报告。药物警戒部门人员在接收到报告后填写《个例药品不良反应接收登记表》，并由数据录入人员按规程做好后续的药品不良反应报告。

2.2.3.4 医疗机构和经营企业

来自于医疗机构的自发报告，因为信息源于医生或医务工作者，报告人可能通过企业热线电话或邮箱等进行联系反馈药品不良反应信息，这种情况下可以参考 2.2.3.1 的方式进行记录和传递。但大部分情况是由持有人的销售部门、医学事务部门或其他有较多机会接触临床医务工作者的人员接收持有人自己产品的安全性信息并转发至药物警戒部门，对于来自于医疗机构的报告，建议持有人对内部报告人员包括委托的第三方人员进行培训，使其能准确熟练地记录相关的药品安全性信息。首先由销售部门、医学事务部门或委托的第三方人员等将医护人员或经营企业人员提供的信息填写《药品上市许可持有人药品不良反应报告表》进行信息收集和记录，然后按照企业规定的时限将报告表传递至药物警戒部门。药物警戒部门人员在接收到报告后填写《个例药品不良反应接收登记表》，并由数据录入人员按规程做好后续的药品不良反应报告。

此外，持有人也可以借助电子化信息收集方法或平台将《药品上市许可持有人药品不良反应报告表》中的内容转换成电子表格添加到经过验证的电子平台或网站等方式供销售部门、医学事务部门或其他相关人员用于医疗机构来源信息的记录和传递。

需要注意的是，销售人员、医学事务人员或者其他相关人员在收集个例药品安全性报告过程中形成的相关记录，均应考虑是否属于该报告的原始信息，并对这些原始记录进行妥善地保存。

2.2.3.5 学术文献

文献检索需要持有人主动地按照文献检索规程规定的文献检索频率、时间范围、文献来源、文献类型、检索策略等获取药品不良反应报告信息并保留完整的原始记录。对于来源于文献的个例安全性报告，持有人不但要对检索到的药品不良反应报告进行记录和报告，也需要对检索的过程进行记录。

持有人可以自己开展药品安全性信息的文献检索工作，也可以委托第三方机构来开展文献检索工作。文献检索完成后，检索人员应做好记录，记录要素主要包括：检索日期、检索人员、检索策略、检索时间范围（起止时间）、检索文章数量、杂志/期刊、检索数据库等文章发表相关信息。所需要记录的要素可设计成格式化的表格，文献检索记录的登记表格可参见表 2-4。

表 2-4 文献检索记录登记表

检索日期		检索人员		
检索策略				
检索时间范围	_____年___月___日 至_____年___月___日	检索文章数量		下载文章数量

序号	文章名称	作者	杂志/期刊名称	年，卷（期）	文献类型	检索来源	是否下载	备注
							□否 □是	
							□否 □是	
							□否 □是	
							□否 □是	

基于检索的结果，需要由文献审阅人员逐一审阅，准确判断文献中涉及的药品是否是本持有人的产品，是否需要按照法规要求向监管部门进行个例安全性报告的递交。审阅结果同样需要记录，包括审阅日期、审阅人、文献信息是否涉及持有人产品有效病例、是否需要报告等信息。审阅人员所记录的要素可设计成格式化的表格（表2-5）。

表 2-5 文献处理记录表

序号	文章名称	是否涉及本持有人产品有效报告	审阅人	审阅日期	是否报告	企业病例编号	备注
		□否 □是			□否 □是		
		□否 □是			□否 □是		
		□否 □是			□否 □是		
		□否 □是			□否 □是		
		□否 □是			□否 □是		

根据不同持有人角色/岗位设置不同，若文献检索人员和审阅人员为同一人，那么在保证必要记录要素齐全的情况下，可以把《文献检索记录登记表》和《文献处理记录表》整合为一个表格。对于涉及本持有人产品并满足四要素的有效病例，由审核人员或相关人员根据文献内容对每一个病例报告填写一份《药品上市许可持有人药品不良反应报告表》，并在《个例药品不良反应接收登记表》中进行台账登记，然后将文献原文作为原始资料和《药品上市许可持有人药品不良反应报告表》一并传递给数据录入人员进行后续报告处理。

2.2.3.6 监管部门

《药品上市许可持有人直接报告不良反应事宜》的公告要求持有人自 2019 年 1

月 1 日以后通过直报系统收到的所有反馈报告，均应进行分析评价后再按要求上报。

持有人应制定监管部门来源反馈病例接收处理流程，由指定人员每天登录国家药品不良反应监测系统持有人报告与管理平台，下载本企业的来自于医疗机构的药品不良反应报告，并做好相应的下载记录。记录应至少包含反馈日期（系统反馈时间计为第 0 天）、下载时间、反馈数量、操作人员等信息。因为系统或网络等原因可能会造成反馈病例数量和实际下载成功的病例数量不一致，这种情况还需要记录实际下载成功的病例数和未成功下载的病例数，并记录未下载成功的原因，通常情况下操作人员可以通过在不同时间多次尝试下载的方式以确保所有可下载反馈数据均下载成功。所需要记录的要素可设计成格式化的表格，具体的记录要素可以参见表 2-6。

表 2-6　国家反馈数据接收登记表

序号	反馈日期	反馈数量	下载成功数量	未下载成功数量	下载日期	操作人员	备注（未成功下载病例原因等）

为了便于追踪持有人对于反馈病例的处理和报告情况，避免因各种原因而迟报、漏报等情况的发生，建议持有人建立反馈病例报告的处理追踪记录。此外，根据国家药品监督管理局药品评价中心 2019 年 2 月 1 日发布的《上市许可持有人直接报告药品不良反应常见问答（CDR-2019-1）》，对于监管部门反馈给持有人的个例安全性报告，持有人均应进行分析评价之后按照规定的时限进行上报，若持有人认为怀疑药品非本持有人的，只有以下两种情况下可以不报告：①在监管部门未注册过此品种；②长年未生产过该品种，市场上不可能有销售。其他情况即使持有人认为非本持有人品种的，也应该按照公告要求上报，但是可在直报系统进行个例报告时的备注中说明情况。对于持有人确认不属于本持有人而无需报告的病例报告，持有人应该建立未上报病例的记录，详细说明无需报告的原因。对于反馈病例报告的处理记录可以参照《国家反馈数据处理记录表》中的内容进行记录，见表 2-7。

表 2-7　国家反馈数据处理记录表

序号	持有人获知日期	产品名称	国家反馈码	企业病例编码	上报（是/否）	上报日期	未上报原因	操作人	备注

注：个例安全性报告处理台账和未上报个例报告的台账记录也可以分为两个，根据各企业情况设置。

数据处理和记录过程中应注意：①将反馈病例上报后的企业病例编码和国家反馈码进行关联；②需要注意的是，国家直报系统中偶尔会出现反馈病例信息完全一致或经判断为一致的重复病例，但是反馈码相同或者不同的情况，针对此类重复病例的处理可以尝试采用如下方法。反馈码相同：同时反馈了两个或多个相同反馈码的病例，可以将其中一个病例进行下载并分析评价后进行上报，这时系统中相同反馈码的重复病例一般可以同时更新为已上报状态。如果在一个病例已经完成上报后又反馈了一个相同反馈码的病例，此时持有人可以与已上报的病例进行复核确认是否为重复病例，如果为重复病例可以不再进行上报并在《国家反馈数据处理记录表》中记录未上报原因，或者重新上报该例安全性报告，并在个例报告的备注信息内将首次上报时的企业病例编号进行备注说明。反馈码不相同但报告信息相同：除非持有人对两个病例进行随访确认，否则持有人很难通过反馈信息来确认不同反馈码的疑似病例为重复病例，所以建议持有人仍然按照正常流程分析评价后进行上报。

2.3　信息的传递

从数据的采集、记录、传递、处理、审核、报告、保存到销毁，应坚持个例药品不良反应信息传递作为整个数据生命周期的重要一环，不仅要遵循真实、完整、安全、可追溯的管理原则，还应对第一接收人、药物警戒相关人员和传递的时限有相应要求。

《规范》中要求原始记录传递过程中，应当保持信息的真实、准确、完整、可追溯。为确保个例药品不良反应报告的及时性，持有人应当对传递时限进行要求。

第四十一条 原始记录传递过程中，应当保持信息的真实、准确、完整、可追溯。为确保个例药品不良反应报告的及时性，持有人应当对传递时限进行要求。

2.3.1 对第一接收人的要求

《个例药品不良反应收集和报告指导原则》（2018 年第 131 号）中明确：持有人或其委托方第一位知晓个例药品不良反应的人员称为第一接收人。所有原始记录应能明确持有人或其委托方本次获得该药品不良反应的日期以及第一接收人的姓名及其联系方式。虽然对第一接收人的概念有了比较明确的定义，但是在实际操作过程中往往还会产生混淆。

案 例

A 公司为持有人，A 公司销售代表张经理在与医疗机构沟通过程中，医生告知他某位患者在使用该公司药品过程中发生了一例严重药品不良反应，并且希望得到 A 公司的帮助。张经理随即将该例严重药品不良反应信息反馈给了 A 公司负责该区域的医学经理并寻求帮助。医学经理在对医生进行医学支持的同时，向药物警戒部门的同事报告了张经理获知该例药品不良反应的时间、发生情况、转归情况的详细信息。那么在该例事件的报告过程中，谁是第一接收人？

持有人的所有员工都有报告责任，并且要在获知的第一时间报告给药物警戒部门，在该例中，首先销售经理和医学经理都需要对获知的药品不良反应情况向药物警戒部门进行报告，该事件中张经理没有向药物警戒部门报告，违反了报告规定，医学经理报告了药品不良反应的情况，但是在事件中应以张经理为报告的第一接收人，并且应以张经理获知的时间为 A 公司的 Day 0 天开始计时。

如果将收集疑似个例药品不良反应报告的工作委托给了第三方来执行，那么有关报告义务的条款应在委托协议或安全性数据交换/报告协议中明确规定。因数据传递不及时而造成的相关责任不能因为缺乏相关的协议或缺乏相关的培训而被免除，须辨明原因，查找责任方，对过错行为进行纠正并制定预防措施，包括完善流程、增订协议、补充培训等。

《个例药品不良反应收集和报告指导原则》（2018 年第 131 号）中要求，第一接收人应尽可能全面获取药品不良反应信息，包括患者情况、报告者情况、怀疑和并用药品情况、不良反应发生情况等。这样才能保证信息的准确性和可信度。

持有人的任何员工都有可能成为个例药品不良反应信息的第一接收人，所以持有人在对员工进行培训时，应该对第一接收人有明确的要求：①一旦获知了与本持有人产品发生的任何个例药品不良事件均应该报告，无论药品不良事件的发生与药品是否存在相关性；②第一接收人应该在接收到个例药品不良事件的第一时间立即将信息传递至药物警戒部门，而无需等待进一步获取充分全面的信息。

2.3.2 信息传递及时限要求

《规范》中虽然规定了个例药品不良反应报告的时限要求，但该规定是明确要求持有人向监管部门递交报告的最低时限，并未对持有人内部各部门之间信息传递的时限作要求，为了保证个例药品不良反应报告最终递交满足合规性要求，持有人应制定内部信息传递的管理规程或操作规程，明确内部信息传递责任和时限要求，规范记录传递的内容要求，防止信息漏报和传递超时。

> 第四十九条　个例药品不良反应报告应当按规定时限要求提交。严重不良反应尽快报告，不迟于获知信息后的 15 日，非严重不良反应不迟于获知信息后的 30 日。跟踪报告按照个例药品不良反应报告的时限提交。
>
> 报告时限的起始日期为持有人首次获知该个例药品不良反应且符合最低报告要求的日期。
>
> 第五十一条　境外发生的严重不良反应，持有人应当按照个例药品不良反应报告的要求提交。
>
> 因药品不良反应原因被境外药品监督管理部门要求暂停销售、使用或撤市的，持有人应当在获知相关信息后 24 小时内报告国家药品监督管理部门和药品不良反应监测机构。

2.3.2.1 持有人信息传递的时限要求

持有人每位员工都有接收到个例药品不良反应的可能和信息传递、报告的责任。

根据信息来源和报告途径不同，持有人内部可能涉及药品个例安全性报告接收和传递的药物警戒相关部门主要有：销售部门、医学事务部门、法务部门、客户服务（关系）部门、互联网（信息）部门、临床研究部门等，此外还有特定涉及个例药品不良反应报告的委托方或合作方。当这些部门的员工或者合作方收到药品安全性信息后，应作为第一接收人按照持有人内部时限或委托协议将报告传递至持有人药物警戒部门。

表 2-8 中列举了持有人对不同来源自发报告传递时限要求及原始信息记录传递至药物警戒部门一般要求的示例，可供不同持有人进行参考。

表 2-8　持有人对不同来源自发报告传递时限要求

信息来源	报告时限	原始信息记录传递要求
热线电话	自持有人的第一接收人获知日起为 Day0，按企业内部规定的时限（建议 24 小时内）传递给药物警戒部门	将报告的原始记录、电话录音等原始信息通过电子系统或规定的方式发送至药物警戒部门
互联网及微信、微博、公众号		将包含报告信息的原始页面截屏或打印成 PDF 文档，并标注第一接收人、接收日期等信息
电子邮件		转发邮件，或将电子邮件内容打印呈 PDF 文档，并作为附件转发至药物警戒部门
传真、信件、法律诉讼		在接收到的传真、信件、诉讼文件等原始文件上标注第一接收人、接收日期信息，并扫描成电子文档，发送至药物警戒部门
科学文献	持有人检索到该文献的日期为 Day0，按企业内部规定的时限（建议 24 小时内）传递给药物警戒部门	指定人员将文献原文或电子版本和填写的药品不良反应报告表传递至药物警戒部门
来自于研究、项目的征集报告	持有人或其委托方接收到该报告的日期为 Day0，按研究方案或者项目合作协议等时限传递给药物警戒部门	研究者根据方案规定，采用纸质记录或者电子数据采集系统录入原始数据，发送至持有人指定接收人，如临床研究部门或药物警戒部门

上市后相关研究或有组织的数据收集项目中研究者作为初始报告者，需要对个例药品不良反应报告进行适当的因果关系评价，对可能存在关联性的报告发送至第一接收人的时限要求应该按照研究方案的规定执行。但是第一接收人收到报告之后的持有人内部传递要求与自发报告是一致的。

2.3.2.2 药物警戒部门内部个例不良反应信息处理

个例药品不良反应的原始记录由第一接收人传递至药物警戒部门后，药物警戒部门由专人对报告进行处理，在数据录入药物警戒系统或直报系统前，需要进行

"报告接收－报告登记－报告查重"等步骤。当报告需要录入系统时，一般还需要经过"报告录入－数据质控－医学评审－报告递交"等步骤。如果报告有影响个例药品安全性报告质量的关键要素的缺失或错误，持有人可能还需要对报告信息进行核实随访，每个环节均需要耗费一定的时间来保证报告的真实、完整、准确。

由于持有人情况不同（比如是否采用专门的药物警戒系统），所执行的处理工作流程差别很大，所以持有人药物警戒部门内需根据个例报告处理流程、人员配置、角色设置等情况制定个例报告处理的管理制度或操作流程，合理设置每个工作流中的时限分配，以保证持有人报告的最终递交时限符合法规要求。

建议持有人在制定管理制度或操作流程时，根据报告递交监管部门的最终时限要求，针对严重报告和一般报告分别制定不同的时限要求，图 2-1 中列举了药物警戒部门内个例报告处理的一般流程和时限分配参考，不同持有人可以根据自己的工作流程进行调整，以保证最终递交时限的合规性。

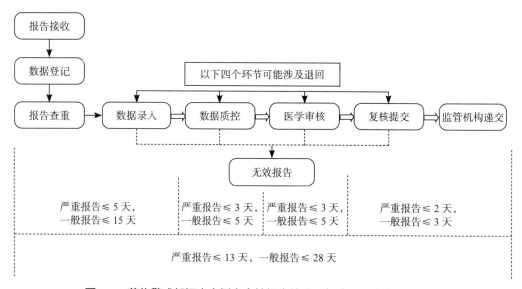

图 2-1　药物警戒部门内个例安全性报告处理一般流程和参考时限分配

当报告传递至药物警戒部门后，建议持有人药物警戒部门将收到的个例药品不良反应信息汇总数据定期（如每月、每两周）与传递报告的药物警戒相关部门进行核对，以防止传递过程中报告漏报、迟报。任何导致向监管部门报告的延误，都应当建立偏差、进行根本原因分析并建立纠正措施和预防措施（CAPA）（如果适用）。

2.3.3　信息传递过程中的数据安全保护

数据安全是指通过采取必要的措施，确保数据处于有效保护和合法利用的状态，以及具备保障持续安全状态的能力。数据安全保护是数据管理过程中必须遵守的基本原则，数据安全保护最重要的是进行数据安全策略和流程的制订。药物警戒活动中的数据安全一方面是指数据的保密性，另一方面是指数据的完整性。参与药物警戒活动的所有人员应建立适当的程序保证数据的保密性，包括建立及签署保密协议以规范相应人员的行为，以及建立保密系统防止数据库的泄密。数据的完整性是指在数据采集、记录、传递、处理等全生命周期中保证数据的完整防止数据被恶意篡改、意外丢失和损坏等。

2.3.3.1 通过人员管理保证信息传递过程中的数据安全

药物警戒相关信息的传递离不开人的参与。所以保护信息传递过程中的数据安全，首先要考虑人的因素。对于信息传递的参与人员，应该进行数据安全保护方面的培训，培养他们的数据安全保护能力，形成数据安全保护意识。同时可以通过签署保密协议等方式来确保数据安全中的人为因素。日常工作中，涉及通过邮件对外信息往来的情况下可采用邮件加密传输、合作双方设置邮件安全传输协议或数字证书等方式来避免信息被盗取或篡改。

2.3.3.2 通过电子化系统来保证信息传递过程中的数据安全

目前数据的传递已经逐渐由传统的纸质方式传递转变为计算机方式传递，开始走向全面数字化、信息化。所以想要切实保护数据安全，需要在计算机（化）系统上下功夫，应该确定系统是可靠的并且经过验证的。采用电子化系统保证数据安全，一般来讲需要遵循以下原则。

◇ 系统的访问控制以及用户管理：通过网络访问控制策略和用户角色权限，控制用户对服务器、数据库、目录、文件等网络资源的访问。采用身份认证进行系统登录和关键操作，从而确定该用户是否具有对某资源的访问和使用权限。用户权限的设置应当与承担的职责相匹配，以及防止数据和文档未经授权的更改。

◇ 数据管理系统必须有完善的系统权限管理：纸质化或电子化的数据管理均需要制定标准操作程序（SOPs）进行权限控制与管理。对数据管理系统中不同人员或角色授予不同的权限，只有经过授权的人员才允许操作（记录、修改等），并应采取适当的方法来监控和防止未获得授权的人的操作。对于电子化管理系统来说，系统的每个用户都应具有个人帐户，系统要求在开始数据操作之前先登录帐户，完成后退出系统；用户只能用自己的密码工作，密码不得共用，也不能让其他人员访问登录；密码应定期更改；计算机长时间空闲时实行自行断开连接；短时间暂停工作时，应当有自动保护程序来防止未经授权的数据操作，如在输入密码前采用屏幕保护措施。

◇ 灾难恢复计划/备份：服务器数据相互备份和异地备份，系统遭遇故障和灾害时能迅速切换到正常服务器，保证信息系统能正常运行，当数据信息造成意外丢失和损坏时，可快速恢复。

◇ 确保数据的完整性，包括防止数据的删除或丢失，并减少因系统或过程的问题而产生错误的可能性。

◇ 确保数据的可溯源性，系统中数据应与源文件一致，如有不一致应作出解释。对系统中数据进行的任何更改或更正都应该注明日期、签署姓名并解释原因（如需要），同时应使原来的记录清晰可见。

2.4 个例药品不良反应的核实

《规范》第四十二条规定，持有人应当对收集到信息的真实性和准确性进行评估。当信息存疑时，应当核实。《个例药品不良反应收集和报告指导原则》（2018年第131号）中说明监管部门反馈的报告默认为具有真实性和准确性，但如果持有人认为该报告可能影响药品的整体安全性评估，也应尽量核实。药品不良反应如果来自持有人以外的合作方，如企业委托信息收集的单位、委托文献检索的机构、研究合作单位等，双方协议中应有约束规定，确保合作方收集的信息真实、准确。持有人有责任对合作方提供的药品不良反应信息进行审核，并对提交给监管部门的报告负责。由于持有人是药物警戒活动的责任主体，对所提交的报告需承担最终责任，所以信息核实对准确识别风险信号、发现药品潜在风险至关重要。

第四十二条 持有人应当对收集到信息的真实性和准确性进行评估。当信息存疑时，应当核实。

持有人应当对严重药品不良反应报告、非预期不良反应报告中缺失的信息进行随访。随访应当在不延误首次报告的前提下尽快完成。如随访信息无法在首次报告时限内获得，可先提交首次报告，再提交跟踪报告。

2.4.1 执行信息核实的内容范围

2.4.1.1 报告的真实性

一份有效的报告应至少包括四个元素（以下简称"四要素"）：可识别的患者、可识别的报告者、怀疑药品、药品不良反应。其中可识别的患者、可识别的报告者是判断报告是否真实存在的关键要素。核实真实性的方式之一即通过与该信息的报告者或患者进行沟通并确认。

2.4.1.2 报告的准确性

当发现一份有效报告的准确性存疑时，应当对有疑问的信息进行核实。

◇ 患者/报告者信息：当报告信息提供了患者/报告者的多项信息，但多项信息存在互斥等不一致时，持有人应当尽可能核实哪一项信息是准确的。

◇ 怀疑药品信息：持有人可以通过批准文号、通用名称和生产厂家等内容来判断报告者报告的产品是否为本持有人产品。怀疑药品的剂型、用法用量、适应证等信息往往是能够准确评估患者是否用药合理以及发生不良反应因果关系判定的关键要素，所以持有人要尽最大努力去核实此类信息的准确性。如果报告同时有合并用药，那么也应该对上述信息的准确性做出判断，需要核实的也应尽量核实。

◇ 药品不良反应信息：对药品不良反应作出全面描述，包括严重程度、不良反应开始发生的日期和时间、不良反应结束的日期和时间或反应持续时间、去激发和再激发的情况、发生场合（如医院、门诊、家、护理室）、不良反应的结局、恢复和后遗症等，需要对这些信息的准确性进行分析评估，必要时需进行核实。

2.4.2 信息核实的基本流程

药物警戒人员审阅原始资料中的四要素是否齐全，四要素是符合上报要求的最低标准，同时需判断并识别患者、报告者信息是否存在真实性和准确性问题。

如果该个例药品不良反应能否满足最低报告要求，药物警戒人员即需要逐条核实其中的具体内容是否存在错误信息、逻辑矛盾信息、模糊信息，包括但不限于：

√ 查看患者基础信息，如体重、年龄、既往疾病史、既往药品不良反应等。

√ 查看怀疑用药的批准文号、通用名称、上市许可持有人、批号等信息，确定是否为本持有人产品，如果是本持有人产品，则需进一步进行相关内容的确认。如确定非本持有人产品，需按照持有人药物警戒工作流程的规定进行处理。

∨ 查看怀疑药品的开始使用时间及结束时间、用药原因、用法用量等信息。

∨ 查看药品不良反应的名称、过程描述、治疗信息、转归信息、去激发和再激发信息、检查信息等，通过对药品不良反应发生过程进行审阅，可以发现其中的不良事件与不良反应名称是否一致。并且需要将药品不良反应过程中发生的所有药品不良反应列出，保证信息的准确全面。

药物警戒人员审阅以上所有信息后，核实是否有错误信息、逻辑矛盾信息、模糊信息致使无法对其相关性及严重性做出准确判断。如果根据以上信息，药物警戒专员可以对相关性及严重性做出判断，持有人可以决定是否对本报告进行进一步核实，如无需核实即可进入下一步骤。如果通过对以上信息的审阅，发现受信息的准确性和真实性影响，不能对不良反应的相关性及严重性做出判断，则需要与第一接收人或报告者取得联系，核实存疑数据。

2.4.3 对信息核实发现问题的处理

对信息核实发现的问题（重要的信息缺失、用药基础信息缺失、怀疑药品生产批号缺失、合并用药信息缺失、用药剂量缺失、去激发/再激发信息缺失、药品不良反应名称缺失和是否为严重药品不良反应信息缺失等）应及时反馈给第一接收人。第一接收人应尽可能及时、详细、准确地核实信息后尽快修改或补充并传递至持有人药物警戒部门，避免出现传递不及时而影响个例药品不良反应报告提交的情况。对于报告内容与原始记录不符、报告内容出现修改但未标注修改原因的情况应尽快找到记录或修改的人员进行核实。信息核实发现问题的记录及对应的修正、补充信息记录也属于原始记录，应将核实过程以及修正过程的相关记录作为原始记录保存。对于无法立即核实或核实有难度的，也应在持有人质量体系文件规定的时限内递交报告，报告的内容以现有原始资料中确定的信息进行上报，对于错误信息、逻辑矛盾信息、模糊信息也应在报告的备注中进行说明。

2.4.4 对于已形成报告的处理

信息核实发现问题的项应要求当事人尽快落实整改，对于信息错误或缺失的情况及时进行随访核实，防止真实、准确的信息因时间的推移而进一步丢失，当随访核实补正信息的时间已经超过首次报告的报告期限时，在已经完成首次报告的情况下，修正补充的信息应当以跟踪报告的形式进行递交。

对于信息核实发现的问题，不仅应及时反馈给当事人进行修改或采取一些补救措施，还应安排人员对修改的过程进行跟踪，对修改的结果进行再次审核。审核后，确认相关的修改没有问题后才可进行下一步工作。

信息核实发现问题的项及对应的修改也属于数据修改范畴，应保留清晰的修改痕迹，有修改人签字和时间。如需解释，注明修改的原因。同时还应定期对发现的问题进行汇总，采取相应的措施防止问题再次发生或降低问题发生的频率。

（张彩权　吴奕卿）

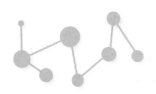

3 个例药品不良反应报告的确认与评价

通过各种途径收集的个例药品不良反应，应进行确认和评价。需要确认的内容主要包括：是否为有效报告、是否在报告范围之内、是否为重复报告等。

3.1 有效报告

> 第四十六条 持有人向国家药品不良反应监测系统提交的个例药品不良反应报告，应当至少包含可识别的患者、可识别的报告者、怀疑药品和药品不良反应的相关信息。

持有人向国家药品不良反应监测系统提交个例药品不良反应报告时，首先应确认是否为有效报告。一份有效的报告应包括四要素：可识别的患者、可识别的报告者、怀疑药品、不良反应。如果四要素不全，视为无效报告，应补充后再报。当持有人首次获知该个例药品不良反应且报告符合有效报告要求时，报告时限开始计时。

3.1.1 可识别的患者

一份报告中，患者有且只有一个。当患者的下列一项或几项信息可获得时，默认患者可识别：年龄（或年龄组，如青少年、成年、老年）、性别、姓名缩写、出生日期、姓名或患者识别号码。此外，如为二手报告，应努力确证存在可识别的患者和报告者。

在文献检索过程中，如果发现一篇文献中涉及多名可识别的患者，对每一名可识别的患者都应该填写一份含有医学信息的报告表，并提供出版信息来源。若文献提及了患者数量，但缺少符合要求的信息描述的报告不应当被认为是一个病例，直到其满足病例报告的四要素。例如，"两位患者出现……"或"几个患者出现了……"，这样的报告应当在向监管机构报告之前进行随访，以获得可识别的患者资料。

在填写不良反应报告表时，需要填写患者姓名，尽可能填写患者真实全名，如无法获得全名，则尽量填写可识别患者的相关信息（如临床试验患者编号、姓名拼音缩写或患者姓氏）；如果无法获得患者姓名信息，填写"不详"。如果患者姓名不详，就需要通过年龄（或年龄组，如青少年、成年、老年）、性别、出生日期或患者识别号码等信息体现患者的可识别性。

当发现患儿有出生缺陷时，如果报告者认为这种出生缺陷可能与父母使用药品有关，患者指的应为患儿（也可填写 ×× 之子或 ×× 之女）。如果出现胎儿畸形、死胎、孕妇早产、流产等不良妊娠结局，报告者认为可能与孕妇或其配偶使用药品有关，患者指的则是孕妇；如果母亲使用药品后，患儿和母亲均发生了药品不良反应，则患儿和母亲均为患者，应填写两份报告，并且在报告备注中注明两张报告表的相关性。例如，母亲发生先兆子痫，分娩时婴儿的出生体重不足且患畸形足，那么此时应报告 2 个相关联的药品不良反应报告，其中母亲的报告应包含先兆子痫的药品不良反应/事件，婴儿的报告应包含出生体重不足和畸形足的药品不良反应/事件。再例如，母亲服药后胎儿出现窘迫，母亲通过剖腹产分娩，此时仅需提供一份婴儿胎儿窘迫的药品不良反应/事件，剖宫产不应视为母亲的药品不良反应/事件。

3.1.2 可识别的报告者

提供病例资料的初始报告人或为获得病例资料而联系的相关人员应当是可识别的。当报告者的下列一项或几项信息可获得时，默认报告者可识别，如姓名、地址、资格。患者和报告者可以是同一个人。应注意将初始报告人与第一接收人相区别。第一接收人为持有人或其委托方第一位知晓个例药品不良反应的人员。初始报告人指首次报告该药品不良反应的人员，如报告的医生、药师。在填报药品不良反应报告表时尽可能填写初始报告人真实全名；如无法获得全名，则尽量填写可识别的相关信息（如姓名拼音缩写或姓氏）。提供病例资料或为获得病例资料而联系的各方应当是可识别的，不仅是首次报告者（报告的初始联系人），还包括提供信息的其他人。

对于来自互联网的病例报告，报告者的可识别性取决于是否能够核实患者和报告者的存在，如提供有效的电子邮箱或者其他联系方式。

3.1.3 怀疑药品

怀疑药品是指报告人认为可能与药品不良反应/事件发生有关的药品。对于有多个怀疑药品者，在填报不良反应报告表时应按照与不良反应关联性从强到弱的顺序填写。患儿的不良反应与父母使用药品有关时，怀疑药品应为父母用药的信息。对于文献来源的不良反应报告，怀疑药品由文献作者确定，通常在标题或者结论中作者会提及怀疑药品与不良反应之间的因果关系。如果报告人认为怀疑药品与文献作者确定的怀疑药品不同，可在报告的备注中说明。

任何未怀疑引起事件或反应并且在发生反应时给予患者的药品（不包括治疗不良反应的药品），属于合并用药。在使用怀疑药品开始治疗前已结束/停用的所有药品应在"既往用药史"中进行说明。并用药品指的是不良反应/事件发生时，患者同时使用的其他药品，不包括治疗不良反应/事件的药品，而且报告人认为这些药品与不良反应/事件的发生无直接相关性。并用药品可能会提供未知的药品相互作用信息，或者可提供 ADR 的另外解释，在上报不良反应时应列出与怀疑药品相同的其他信息。

3.1.4 药品不良反应

各国药品监管机构及相关组织对"不良反应"定义不尽相同。国际人用药品注册技术协调会（The International Council for Harmonization of Technical Requirements for Pharmaceuticals for Human Use，ICH）对药品不良反应（adverse drug reaction，ADR）定义为："指与所使用的药物存在可能的合理的因果关系的药物不良事件，包括：①新药在获批前的临床研究中或新适应证批准之前的临床研究过程中，尤其治疗剂量未建立之前，任何剂量下发生的，任何有害和非预期的药物反应；②已上市药品在人体上使用正常剂量来预防、诊断、治疗或改善生理功能时出现的有害和非期望的对药品的反应。"[5]

我国《药品不良反应报告和监测管理办法》（卫生部令第 81 号）对不良反应的定义接近 ICH 的说法，是指"合格药品在正常用法用量下出现的与用药目的无关的有害反应"，将意向性或意外性过量用药与用药不当所致的不良反应排除在外。

欧洲药品管理局（European Medicines Agency，EMA）[6] 和美国食品药品监督管理局（Food and Drug Administration，FDA）[7] 对药品不良反应的定义与国际通行要求略有不同，仅要求不良反应与药物应用间存在因果关系，其概念范围更大。例如 EMA 自 2012 年 7 月起开始实施的新药物警戒法规（Good Pharmacovigilance Practices，GVP）即在 ICH 定义的基础上，不仅删除了不良反应中对于药物剂量的限制，同时还包括了超说明书用药、药物过量、药物误用、药物滥用、用药差错以及职业暴露等引起的安全问题，充分体现了药物警戒的理念。WHO 将药品不良反应定义为：药品在预防、诊断、治疗疾病或调节生理功能的正常用法用量下，出现的有害的和意料之外的反应。

药品不良反应应与药品不良事件相区别，根据国际人用药品注册技术协调会相关技术指导原则（ICH E2D），药品不良事件（adverse drug event，ADE）是指患者使用药品出现的任何不利的医学事件，且不一定与此治疗存在因果关系。药品不良事件可以是与使用药品有时间关联的、任何不利的且与用药目的无关的体征（如异常实验室结果）、症状或疾病，无论其是否与该药品有因果关系。在很多情况下，药品不良事件与用药虽然在事件上相关联，但因果关系不能马上确立。本着"可疑即报"的原则，持有人应及时对有重要意义的药品不良反应事件进行监测，进一步明确与药品的因果关系，最大限度的保障人民的用药安全。

药品不良反应是药品的固有属性，任何药品都有可能引起不良反应。药品不良反应与人的个体差异有关，不同的人对同一种药品的不良反应可能有很大差别。根据药品不良反应与药理作用的关系将药品不良反应分为三类：A型反应、B型反应和C型反应。A型反应是由药物的药理作用增强所致，其特点是可以预测，常与剂量有关，停药或减量后症状很快减轻或消失，发生率高，但死亡率低，通常包括副作用、毒性作用、后遗效应、继发反应等。B型反应是与正常药理作用完全无关的一种异常反应，一般很难以预测，常规毒理学筛选不能发现，发生率低，但死亡率高，包括特异性遗传异质反应、药物过敏反应等。C型反应是指A型和B型反应之外的异常反应，一般在长期用药后出现，潜伏期较长，没有明确的时间关系，难以预测，发病机理有些与致癌、致畸以及长期用药后心血管疾患、纤溶系统变化等有关，有些机理不清，尚在探讨之中。总体上来说，药品不良反应可能涉及人体的各个系统、器官、组织，其临床表现与常见病、多发病的表现很相似，如表现为皮疹、瘙痒、恶心、呕吐、腹泻、发热、寒战、肝肾功能异常等。

国际医学科学组织委员会（CIOMS）按一定范围内（包括地区、人群、时间等）药品不良反应发生几率将药品不良反应分为：十分常见的药品不良反应，指发生的几率 ≥ 1/10 的药品不良反应；常见药品不良反应，指发生的几率在 1/10~1/100 之间的药品不良反应；偶见药品不良反应，指发生的几率在 1/100~1/1000 之间的药品不良反应；罕见药品不良反应，指发生的几率在 1/1000~1/10000 之间的药品不良反应；十分罕见的药品不良反应，指发生的几率 < 1/10000 的药品不良反应。持有人在药品不良反应项或注意事项下增加相关发生频率的描述时，需要参考此分类标准。

百姓俗称的"副作用"就是指药品不良反应。在学术上，药品的副作用只是药品不良反应的一种，也叫副反应，是指药品按正常剂量服用时所出现的与药品药理学活性相关、但与用药目的无关的作用。出现这类反应的药品具有两种以上的药理学作用，例如阿托品具有解除胃肠道肌肉组织痉挛的作用，同时也具有扩大瞳孔的作用。当患者服用阿托品治疗胃肠道疼痛时，容易产生视物不清的副作用。药品不良反应除了副作用（副反应），还包括药品的毒性作用（毒性反应）、后遗效应、变态反应等。毒性反应也叫毒性作用，是指药物引起身体严重功能紊乱和组织病理变化。药理作用较强、治疗剂量与中毒量较为接近的药物容易引起毒性反应。此外，肝、肾功能不全者和老人、儿童易发生毒性反应。少数人对药物的作用过于敏感，或者自身的肝、肾功能等不正常，在常规治疗剂量范围就能出现别人过量用药时才出现的症状。药物过敏反应也称变态反应，是由药物引起的过敏反应，是药品不良反应中的一种特殊类型，与人的特异性过敏体质相关。药物或药物在体内的代谢产物作为抗原与机体特异抗体反应或激发致敏淋巴细胞而造成组织损伤或生理功能紊乱。该反应仅发生于少数患者，和药物已知作用的性质无关，和剂量无线性关系，不易预知，一般不发生于首次用药。初次接触时需要诱导期，停止给药反应消失，化学结构相似的药物易发生交叉或不完全交叉的过敏反应，某些疾病可使药物对机体的致敏性增加。药物过敏反应一般应具有较典型的过敏性症状或体征。药物引起的过敏反应分为Ⅰ、Ⅱ、Ⅲ、Ⅳ型，属于Ⅰ型过敏者往往有皮疹、瘙痒、喷嚏、流涕、哮喘发作，甚至全身水肿、血压下降、休克等。属于Ⅱ型过敏者常有贫血、紫癜等。属于Ⅲ型过敏者有发热、淋巴结肿大、关节肿痛、肾脏损害等。属于Ⅳ型过敏者常有湿疹、固定型疱疹、周界清楚的皮肤色素沉着等。目前药物过敏反应的治疗首先是停用致敏药物或强烈怀疑的致敏药物，其次是对症治疗。

药品不良反应的诱发因素有非药品因素及药品因素两类。前者包括年龄、性别、遗传、易感性、疾病等；后者包括药品的毒副作用、药品的相互作用以及辅料的影响等。因此，同一药品的不良反应，在不同年龄、性别、种族、体质、疾病及不同病理状态的患者中可能表现不尽相同，再加上药物及其制剂中辅料的影响，问题更为复杂，这就是药品不良反应不可预测的原因。药物相互作用，即药物与药物之间的相互作用，是指两种或两种以上药物同时或先后序贯应用时，药物之间的相互影响和干扰可改变药物的体内过程及机体对药物的反应性，从而使药物的药理效应或毒性发生变化。药物的相互作用包括两个方面：一是不影响药物在体液中的浓度但改变药理作用，表现为药效动力学的相互作用，使原有的效应增强（协同作用）或减弱（拮抗作用）；二是通过药物的吸收、分布、代谢和排泄，改变药物在作用部位的浓度而影响药物作用，表现为药物代谢动力学相互作用。引起药物相互作用的因素较多，一些弱酸性或弱碱性药物可能改变体内 pH 值，从而影响其他药物的解离度，如抗酸药奥美拉唑可以与酮康唑等药物发生相互作用；一些药物可能与其他药物形成络合物，从而影响药物的吸收，如考来烯胺可以与地高辛等药物发生相互作用；一些药物可以抑制肝脏药物代谢酶，减慢其他药物的代谢，如西咪替丁可以与华法林等药物发生相互作用；一些药物可能与其他药物竞争结合受体，导致其他药物的治疗作用增强或减弱，如普萘洛尔可以与异丙肾上腺素等药物发生相互作用。药物相互作用情况，可以参见药品说明书中【药物相互作用】项下的内容等。

使用任何药品均有可能发生不良反应。一些药品不良反应属于严重药品不良反应，可能给人体造成严重损害，如器官功能损伤、住院时间延长，甚至导致死亡。一些药品不良反应还不为人们所认知，尤其是上市前临床试验未发现的罕见且严重的不良反应，也可能给患者的生命安全带来威胁。此外，药品不良反应与患者的个体差异（如遗传因素、身体状态）有关，其发生是难以预测的。一些患者出现的症状可能是疾病本身的症状或症状加重，也可能是药品引起的不良反应。判断是否属于药品不良反应，需要由专业人员根据该药品的国内外药品不良反应实际发生情况以及患者既往、当前所患疾病情况、用药情况，结合患者的健康情况等进行判断，必要时还要结合检查检验结果，认真进行鉴别，才能下结论。药品不良反应的治疗原则和其他常见病、多发病一致，但是药品不良反应的治疗通常应及时停用可疑的药物，对症治疗，必要时使用保护有关脏器功能的其他药物。

3.2 药品不良反应报告范围

第四十七条　持有人应当报告患者使用药品出现的怀疑与药品存在相关性的有害反应，其中包括可能因药品质量问题引起的或可能与超适应症用药、超剂量用药等相关的有害反应。

《药品管理法》提出，"发现疑似不良反应的，应当及时向药品监督管理部门和卫生健康主管部门报告"。根据《规范》的要求"持有人应当主动开展药品上市后监测，建立并不断完善信息收集途径，主动、全面、有效地收集药品使用过程中的疑似药品不良反应信息，包括来源于自发报告、上市后相关研究及其他有组织的数据收集项目、学术文献和相关网站等涉及的信息"，将报告范围确定为"疑似药品不良反应"。患者使用药品发生的有害反应，当无法排除反应与药品存在的相关性时，均应按照"可疑即报"的原则报告。

综上所述，报告范围包括药品在正常用法用量下出现的不良反应，也包括在超说明书用药情况下发生的有害反应，如超适应证用药、超剂量用药、禁忌证用药等，以及怀疑因药品质量问题引起的有害反应等。此外，还包括药物滥用等。

3.2.1 文献药品不良反应报告

文献准确性要求：持有人应对所纳入的文章设置明确的筛选标准，尽量保证文章的准确性。通过阅读标题、摘要和全文，排除细胞、动物试验、未提及个例药品不良反应/事件的研究等文献。有关药品不良反应的文献类型主要包括：个案报道、病例系列、不良反应综述等，此外临床有效性和安全性研究、荟萃分析等也可能涉及到药品的不良反应。文献来源的个例药品不良反应主要通过检索药品不良反应个案报道（对单个患者的药品不良反应进行描述和讨论，如"××药致肝衰竭一例"）和药品不良反应病例系列（对多个患者同一性质的药品不良反应进行描述及讨论，如"××药致过敏性休克四例"）获得。对于其他类型文献报道（如以观察疗效为主要目的临床观察性研究）中的药品不良反应，一般不作为个例报告。

3.2.2 境外个例安全性信息报告

3.2.2.1 境外个例安全性信息的收集

对于境内外均上市的产品（包括国产药品或进口药品），持有人应当收集在境外发生的疑似药品不良反应信息。

可由公司指定在境外的药物警戒团队进行个例安全性报告的监测、收集和记录，或者由公司的境外经销商根据与公司签署的安全数据交换协议中的相关要求和时限，收集境外个例安全性信息并报告给公司药物警戒团队。

对于公司在境外开展的上市后临床研究，上市后临床研究的负责部门应按照研究方案或其他文件中的要求将收集的个例安全报告发送至药物警戒团队。

对于文献来源的境外个例安全信息的识别、审阅及递交，也可由公司在境外的药物警戒团队进行，或者根据签署的安全数据交换协议委托公司的境外合作方进行。

3.2.2.2 境外个例安全性信息的接收和转发

境外药物警戒团队在接收到境外个例安全性信息后，应判断报告的有效性。对于有效报告，药物警戒团队应在规定时限转发至报告处理团队，并注明报告的第0天。

3.2.2.3 境外个例安全性信息的处理及提交

药物警戒部门在接收到境外个例安全信息后，可安排内部员工或者委托给翻译公司在规定时限内进行翻译（如需）、信息录入、数据质控、医学审评、随访等。药物警戒团队每日监测公司药物安全数据库，对于境外发生的严重药品不良反应，持有人应当按照个例药品不良反应报告的要求通过药品上市许可持有人药品不良反应直接报告系统（http://daers.adrs.org.cn）进行提交。

3.2.2.4 境外严重不良反应的递交标准

对于作为境外严重不良反应递交的个例安全报告，需满足三个标准：①不良事件发生在国外；②符合严重性的标准；③不良事件与公司药品存在相关性，若公司医学审评后的关联性评价结果与报告者不同，应以两者中最相关的评价结果进行报告。

因药品不良反应原因被境外药品监督管理部门要求暂停销售、使用或撤市的，持有人应当在获知相关信息后 24 小时内报告国家药品监督管理部门和药品不良反应监测机构。

3.2.3 来源于企业之间合作销售或合作产品开发等情况下的报告

在同一或不同国家/地区销售相同产品的两个或多个公司之间的药物合同销售日益增多。应签署明确的药物警戒协议，详细描述安全性信息的交换和报告程序，包括时限要求和向监管部门递交的职责。无论什么样的合同，持有人最终对药物警戒活动负责。因此，合同各方都应作出合理的努力来缩短数据交换周期，以促进遵守持有人的职责和满足监管部门的要求。

此外，由企业发起的上市后研究（包括在境外开展的研究）或有组织的数据收集项目中发现的个例不良反应均应按要求报告，如临床试验、非干预性流行病学研究、药品重点监测、患者支持项目、市场调研或其他市场推广项目等。

3.2.4 国家药品不良反应监测中心数据库中反馈报告的处理

持有人在公司药物安全数据库中完成反馈数据的分析评价后，登录直报系统，在【反馈数据】项下进入【待上报】页面，查询到相应的反馈报告，点击【上报】按钮，进入报告填写页面。已有的反馈信息会自动映射到相应的位置，根据持有人药物安全数据库中的编码及评价进行反馈数据重新上报，包括对填写明显错误项（如商品名拼写、剂型的填写等，是否有超适应证用药等）进行修改；进行术语规整、严重性和预期性评价、关联性评价等。并根据个例药品不良反应的报告范围和时限要求将反馈报告再次递交至监管部门。施行电子报送方式后的流程为：持有人在公司药物安全数据库中完成反馈数据的分析评价，报告类型需选择为反馈报告，需添加反馈编码。生成电子报告 XML 后通过网关递送，或者从数据库中导出电子报告 XML，登录直报系统门户上传进行报送。反馈报告递交后，将递交记录进行存档。

境外监管部门向持有人反馈的药品不良反应报告，符合境外报告要求的，应按境外报告处理流程向我国监管部门递交。

3.3 重复报告

重复报告的问题是各国药品不良反应数据库共同面临的问题，若不剔除重复报告可能会影响信号检出的准确性和质量。为避免因收集途径不同而导致重复报告，持有人应对收到的报告进行查重，对重复报告进行识别和确认，在剔除重复记录后上报[8, 9]。

3.3.1 识别重复报告

为减少不确定性，收到的每一份报告都应视为一个潜在的重复报告。在新的报告进入数据库时，持有人应对数据库中已有的报告进行全面筛查，筛选出可能的重复项进行进一步确认。

重复报告通常基于患者信息、不良反应和药品信息的相似性进行识别，为应对不同数据库的数据提交要求应设定不同的信息检索标准。针对我国自发呈报系统的数据要求，可以在数据库中对主要变量（姓名、年龄、性别、怀疑药品、怀疑不良反应）进行排序，然后将拟增加的报告与数据库进行人工比对，根据相似性去识别是否为可疑重复报告。也可以使用检索的方法查重，查重使用的检索条件可以包括患者信息、报告者信息、药品信息、事件信息、研究项目信息或任意信息的组合，如患者姓名＋出生日期、患者姓名＋事件名称、患者出生日期＋事件名称等。

对于以 ICH E2B 格式接收的报告，筛选案例 ID 编码或其他身份识别编码可以快速启动识别工作。收集自临床试验的 ICSR 通常会有更加详细的记录，重复性的识别可以通过更加稳定的信息，例如研究注册编号、研究中心 ID 等。如果在初始搜索结果中未找到匹配项，则可以放宽检索标准，允许数据库中已存在报告中变量为缺失的也被怀疑为重复报告。

3.3.2 确认重复报告

通过第一步识别过程所发现的疑似重复报告，需要通过人工评判以确定是否为真正的重复报告。人工判断的过程主要为比对潜在重复报告中的其他变量，如关于药品不良反应的发生时间、严重程度及相应的文本资料等。如果根据报告内容不能确定是否为重复报告，则需要同报告人联系寻求详细信息，以确认是否为重复报告。如果在法规规定时间内仍不能判断是否为重复报告，此时应先及时报告，待后期判断准确后再做相应处理。

3.3.3 管理重复报告

我国现行指南未对重复报告的管理进行详细规定。按照现行国际通则，当确认重复报告之后，通常通过将两个或多个的重复报告合并为一个主报告的过程进行管理，通常采用以下两种方式之一：一是以数据库中已经存在的一份报告作为主报告，将其他重复报告的信息补充到主报告里；二是在数据库中重新生成一份报告，即将所有重复报告的信息整合为一份新的主报告。无论采用何种方式，主报告应始终包含所有下级重复报告的参考编号，以便信息追踪。重复报告不能从数据库中剔除，需保留在数据库中，只不过报告状态变为"失活"，这类报告不参与信号检测。此外，主报告中需包含原始报告的记录号以便溯源。

当确定的重复报告中的药品不良反应名称不同时，不能将相似的、但名称不同的药品不良反应均记录在报告中，需根据医学专业知识选择一个更确切的名称。当确定的重复报告中相同变量有缺失情况时，如无特殊情况，应以非缺失变量为准。

3.4 个例药品不良反应的分析评价

第四十条 持有人在首次获知疑似药品不良反应信息时，应当尽可能全面收集患者、报告者、怀疑药品以及不良反应发生情况等。收集过程与内容应当有记录，原始记录应当真实、准确、客观。

持有人应当对药品不良反应监测机构反馈的疑似不良反应报告进行分析评价，并按要求上报。

药物警戒部门应当对自主收集和监测机构反馈的疑似药品不良反应报告进行分析评价。分析评价内容建议包括但不限于：是否非预期药品不良反应；是否严重药品不良反应；药品不良反应名称是否准确（由于药品不良反应诊断的复杂性以及药品不良反应发生机制研究的局限性，药品不良反应名称误诊误报的问题、严重药品不良反应发生机制不明的问题以及与原辅料、包材、有关物质和杂质关系不明的问题始终存在，所以分析评价时应基于药品不良反应/事件过程描述，从病理、生理、药理、毒理角度，对药品不良反应的发生、发展、救治、转归进行分析，对明显不准确的药品不良反应名称重新进行诊断）；对信息缺失或存疑的报告进行补充核实及重新评价；对药品不良反应关联性进行评价。

个例药品不良反应评价是医学、药学活动相结合，以医学活动为主的科学活动。鉴于药品不良反应诊断的复杂性和涉及多个临床学科的特点，建议持有人药物警戒部门从事个例药品不良反应评价工作的人员，最好有医学、药学专业背景，有实际从事临床医疗、临床药学工作经验，熟悉我国药物警戒和药品不良反应监测相关法律法规和技术指导原则，具备科学分析评价药品不良反应的能力。药物警戒部门从事药品不良反应评价工作的人员，应当对所有个例报告逐份进行评价。对存在相关性的个例药品不良反应，按规定的要求和时限在持有人药品不良反应直接报告系统中报告。评价人员可以是持有人聘任的全职人员，也可以是兼职人员。

3.4.1 非预期药品不良反应

> 第四十三条 持有人应当对药品不良反应的预期性进行评价。当药品不良反应的性质、严重程度、特征或结果与持有人药品说明书中的表述不符时，应当判定为非预期不良反应。

目前，国际国内关于非预期药品不良反应（新的药品不良反应）定义有多个版本。我国的三个版本分别是《药品不良反应报告和监测管理办法》（卫生部令第 81 号）、《个例药品不良反应收集和报告指导原则》（2018 年第 131 号）和 GVP 定义。国际上有 ICH E2D（上市后安全性数据管理：快速报告的定义和标准）定义。

当药品不良反应的性质、严重程度、特征或结果与持有人药品说明书中的表述不符时，应当判定为非预期不良反应。

类反应：同一类药品可能存在某个或某些相同的不良反应，称之为"类反应"。仅当在说明书中已有明确描述时，类反应才能认为是已知的不良反应，例如"与同类其他药品一样，药品 ×× 也会发生以下不良反应"或"同类药品，包括药品 ×× 会引起…"，如果药品 ×× 至今没有发生该不良反应的记录，说明书中可能出现如下描述："已有报告同类其他药品会引起…"或"有报告同类药品会引起…但至今尚未收到药品 ×× 的报告"。在这种情况下，不应当认为该不良反应对于药品 ×× 是已知的不良反应。

判断是否非预期药品不良反应，不仅要着眼于药品说明书的记载，还要着眼于药品的药理、毒理和药品不良反应的生理、病理。

例如，人体发热的机理是致热原直接或间接作用于下丘脑体温调节中枢，使体温调定点上升，产热多于散热，导致体温升高。致热原分为内源性致热原（主要为白细胞介素 –1、肿瘤坏死因子、干扰素和白细胞介素 –6 等）和外源性致热原（主要为微生物病原体及其产物、炎性渗出物及无菌性坏死组织、抗原抗体复合物、类固醇、多糖体成分及多核苷酸、淋巴细胞激活因子、某些药物等）。内源性致热原分子量较小，可通过血 – 脑屏障直接作用于下丘脑体温调节中枢。外源性致热原分子量较大，不能通过血 – 脑屏障，要通过作用于产内源性致热原细胞（中性粒细胞、单核细胞、巨噬细胞等）产生内源性致热原，再作用于下丘脑体温调节中枢。药物引起的急性发热有的是药物热、有的是细菌内毒素或热原控制不好而产生的热原反应、有的是无菌控制不好导致的细菌性发热，不是肥大细胞释放组胺等血管活性物质引起的急性过敏。用缓解体温调节中枢失调的药（非甾体类消炎药、糖皮质激素）有效，用抗组胺药无效。

如果注射剂药品说明书没有发热的描述，而患者出现了与原患疾病无关的发热，那此时的发热就可能是非预期药品不良反应。如果注射剂药品说明书只有发热、没有高热，而患者出现了与原患疾病无关的高热，则同样可能是非预期药品不良反应。注射剂出现上述两种情形时，通常要考虑药品的细菌内毒素、无菌或者热原问题。

建议药物警戒部门熟知所持药品不良反应发生机制和说明书描述，根据临床诊断标准和非预期药品不良反应判断原则，正确评价药品不良反应报告预期类型。在不能确定是否为非预期药品不良反应时，应当判断为非预期。导致死亡的药品不良反应应当被认为是新的药品不良反应，除非说明书中已明确该药品不良反应可能导致死亡。

3.4.1.1 性质

药品不良反应损害从浅层组织到深层组织，从局部到全身时，其性质就从轻微病理改变，发展为较重甚至严重的组织和功能损伤。

例如，药品说明书中有"过敏反应"，患者用药后出现了荨麻疹。按通常理解，这里的过敏反应如果没有特别说明，一般是指浅表、局部或者全身较轻的过敏反应，如皮疹、荨麻疹等。药品过敏反应（又称Ⅰ型速发型超敏反应），是药品作为过敏原与通过 FcεR Ⅰ 受体附着在肥大细胞（嗜碱性粒细胞）表面的两个相邻的特异性 IgE 抗体结合[10]，使 FcεR Ⅰ 受体交联，致肥大细胞早期脱颗粒，释放组胺、五羟色胺、

慢反应物质 –A 等血管活性物质，使局部微循环扩张充血、毛细血管通透性增加、组织水肿等。此时的病理改变在组织形态和细胞之间，没有组织结构和细胞损伤，所以这种改变是轻微的、暂时的、一过性的。经过或不经过治疗都可以迅速消退，完全恢复正常。但是，如果发生Ⅰ型速发型超敏反应时，肥大细胞大量早期脱颗粒，释放大量血管活性物质，使血液中的水分迅速渗出到组织间隙，致组织间隙水肿、微循环灌注不足和有效循环血量急剧减少、回心血量明显不足时，患者会出现皮肤湿冷、血压下降、心率反射性加快等过敏性休克的临床表现。这时的Ⅰ型速发型超敏反应，就从轻微的皮疹，发展为严重的过敏性休克。

过敏性休克时，如果血压下降未达到休克水平，则为过敏性休克血压代偿期。此时如果能迅速明确诊断并进行有效抢救，则疗效事半功倍。当血压下降致休克水平时，则进入过敏性休克血压失代偿期。此时的抢救虽然困难重重，但正确的诊断和有效的救治仍然值得期待。

这种同为肥大细胞早期脱颗粒释放血管活性物质的Ⅰ型速发型过敏反应（皮疹和过敏性休克），由于其作用范围和结果不同，所以性质不同。

需要持有人、医生、药师、护士和患者注意的是，这种Ⅰ型速发型超敏反应，在皮疹、荨麻疹和过敏性休克之间，既没有不可逾越的鸿沟，也无法预测究竟会出现哪种可能。因此，必须高度关注。一旦发生过敏性休克，首先应密切观察，必要时给予口服、肌内注射、静脉注射、静脉滴注抗组胺、抗休克药物，以及吸氧、补液、扩容、心肺复苏、电除颤等综合抢救措施。

在分析评价过敏性休克报告时，应注意与血管迷走神经性反应、血管迷走神经性晕厥、心源性休克、急性左心衰、急性肺栓塞、急性脑出血、急性脑栓塞、低血糖昏迷等相鉴别。

3.4.1.2 严重程度

"严重程度"和"严重性"：对于药品不良反应来说，"严重程度"和"严重性"并非同义词。"严重程度"一词常用于描述某一特定事件的程度（如轻度、中度或重度头痛），然而事件本身可能医学意义较小（如严重头痛）；而"严重性"则不同，是以药品不良反应的结局或所采取的措施为标准，该标准通常与造成危及生命或功能受损等的事件有关。严重药品不良反应是指其"严重性"而非"严重程度"。非预期药品不良反应的判断是指严重程度。

例如，药物性肝损害大多为药物的毒性所致，大致可分为直接肝毒性和特异质性肝毒性。直接肝毒性呈剂量依赖型，因毒性和剂量不同，严重程度也有明显差异。

国家药品不良反应中心制定的《肝损害药品不良反应判定评价标准》将肝损害分为轻度肝损害、重度肝损害、肝衰竭3级。中华医学会肝病学分会药物性肝病学组《药物性肝损伤诊治指南》（2015），将药物性肝损伤严重程度分为轻度肝损伤、中度肝损伤、重度肝损伤、急性肝衰竭和致命肝损伤5级；并将药物性肝损伤基于受损靶细胞类型，分为肝细胞损伤型、胆汁淤积型、混合型和肝血管损伤型。

建议药物警戒部门评价药物性肝损害报告时，以上述判定评价标准、诊治指南为参考，对照药品说明书中药物性肝损害严重程度的表述，判断报告的药物性肝损害是否为非预期的。

3.4.1.3 结果

指药品不良反应转归。与药品说明书表述一致的，则为已知的；不一致的，则为非预期的。

例如，药品说明书表述"有一过性 × 损害，减量或停药后好转"，而患者用药后 × 损害持续发展，减量、停药后没有好转或者持续加重，必须给予治疗后才恢复正常。此时的 × 损害就是非预期的。

3.4.2 严重药品不良反应

第四十四条　持有人应当对药品不良反应的严重性进行评价。符合以下情形之一的应当评价为严重药品不良反应：

（一）导致死亡；

（二）危及生命（指发生药品不良反应的当时，患者存在死亡风险，并不是指药品不良反应进一步恶化才可能出现死亡）；

（三）导致住院或住院时间延长；

（四）导致永久或显著的残疾或功能丧失；

（五）导致先天性异常或出生缺陷；

（六）导致其他重要医学事件，若不进行治疗可能出现上述所列情况的。

3.4.2.1 导致死亡

死亡病例应理解为怀疑因药品不良反应（如室颤）导致死亡的病例，而非只看病例结局本身。如果死亡病例的药品不良反应仅表现为轻度皮疹或腹痛，并不能导致死亡，患者死亡原因可能是原患疾病（如癌症）进展，则不能判定为严重药品不良反应，也不能归为死亡病例。只需按要求报告患者所发生的药品不良反应。如果药品不良反应加速患者死亡，或者不能排除药品不良反应对患者死亡进程的影响，则应当报告为死亡病例。

例如，药品所致过敏性休克、喉头水肿、室颤、心搏骤停、急性左心衰、呼吸衰竭、肝衰竭、肾衰竭、急性肺水肿、脑出血、腹腔出血、消化道出血、全身出血、骨髓抑制、弥漫性血管内凝血、严重低血糖、严重电解质紊乱等致命性药品不良反应导致死亡等等。

3.4.2.2 危及生命

指发生药品不良反应的当时，患者存在死亡风险，并不是指药品不良反应进一步恶化才可能出现死亡。

例如，经抢救生还的药品所致过敏性休克、喉头水肿、室颤、心搏骤停、肝衰竭、肾衰竭、急性肺水肿、弥漫性血管内凝血、脑出血、腹腔出血、消化道出血、中毒性表皮坏死松解症等危重药品不良反应，以及大部分报告危急值的危重药品不良反应（心电图、影像、电解质、血糖、血常规、凝血）等，都属于危及生命的药品不良反应。而药物所致中度肝损伤、重度肝损伤等，则不属于危及生命的药品不良反应。

3.4.2.3 导致住院或住院时间延长

导致住院或住院时间延长是指各种药物因素导致患者住院或住院时间延长，包括因药品不良反应需要住院（由药物警戒部门有丰富临床工作经验的药品不良反应评价人员判断），但由于医院或患者原因没有住院的。

例如，药品导致即将出院患者出现皮疹，医生为治疗皮疹而推迟患者出院。药品导致患者持续高热，本应住院治疗，但因医院没有床位或患者没有时间/金钱住院，连续在门诊接受治疗的情况等等。

3.4.2.4 导致永久或显著的残疾或功能丧失

这一严重情形大致可分为以下两种情况：

一是指各种药物因素导致人体器官、肢体或者功能出现不可逆的永久性残疾情况。

例如，喹诺酮类药致成人跟腱炎、跟腱断裂，马兜铃酸致不可逆肾损伤，氨基糖苷类致永久性耳聋，氯霉素致再生障碍性贫血等。

二是指各种药物因素导致心功能、肝功能、肾功能、造血功能、电解质、皮肤等临床重症损害，但尚未到危及生命的情况。

例如，他汀类降脂药致严重的横纹肌溶解；别嘌醇、卡马西平致 Stevens-Johnson 综合征、剥脱性皮炎；抗癌药致 Ⅲ ~ Ⅳ 度骨髓抑制等等。这些临床重症损害，虽然经过及时有效的救治可以恢复正常，但因其损害程度较重，稍有不慎，便可能危及生命。因此，必须高度关注和正确救治。

3.4.2.5 导致先天性异常或出生缺陷

指各种药物因素导致胎儿发育异常，致新生儿先天性异常或出生缺陷，包括肢体器官结构和功能异常。

例如，沙利度胺致"海豹胎"，四环素类致棕黄色齿、肢小畸形，氨基糖苷类致先天性耳聋，长效磺胺致畸胎，抗癌药致畸胎、死胎等。

3.4.2.6 导致其他重要医学事件，若不进行治疗可能出现上述所列情况的

指各种药物因素导致患者出现需要立即给予治疗的紧急状况，虽然该紧急状况不会立即危及生命、导致死亡、导致住院或者住院时间延长、导致永久或显著的残疾或功能丧失、导致先天性异常或出生缺陷，但如不治疗就可能发生上述所列情况的。

药物警戒部门在判断这一严重情形时，应以临床诊断标准和医生对重要医学事件是否立即采取紧急治疗措施、药品不良反应不经治疗是否可能迁延不愈为准。给予紧急治疗的、治疗几天后好转的、几天后末自行好转而治疗好转的，应该判断为这一严重情况。除非有确凿医学证据，否则不应降级评价。

3.4.3 关联性评价

第四十五条　持有人应当按照国家药品不良反应监测机构发布的药品不良反应关联性分级评价标准，对药品与疑似不良反应之间的关联性进行科学、客观的评价。

对于自发报告，如果报告者未提供关联性评价意见，应当默认药品与疑似不良反应之间存在关联性。

如果初始报告人进行了关联性评价，若无确凿医学证据，持有人原则上不应降级评价。

药品不良反应关联性评价是判断患者用药与有害反应之间相关性的必要途径。对于接受药品治疗的患者，其原患疾病、基础疾病、新患疾病的临床表现常常与药品不良反应交织在一起，其因果关系究竟如何，则需要通过关联性评价的方式予以明确。关联性评价对于个例药品不良反应评价和药品不良反应监测数据的有效利用至关重要，必须科学、准确。

例如，当患者用药后出现"肝功能异常""肝损害""肝衰竭"时，必须有肝炎病毒学、免疫学检查结果，与病毒性肝炎和自身免疫性肝炎相鉴别。如果药品不良反应过程描述中没有上述检查结果（医生没有做、医生做了但不良反应过程描述中没有记载或者患者拒绝检查），则病毒性肝炎和自身免疫性肝炎不能排除，此份报告的关联性评价则因不能排除"患者病情进展的影响"而降级。

3.4.3.1 评价标准

根据 WHO 相关指导原则，关联性评价分为肯定、很可能、可能、可能无关、待评价、无法评价 6 级，详见表 3–1。

◇ 肯定：用药与不良反应的发生存在合理的时间关系；停药后反应消失或迅速减轻及好转（即去激发阳性）；再次用药不良反应再次出现（即再激发阳性），并可能明显加重；同时有说明书或文献资料佐证；并已排除原患疾病等其他混杂因素影响。

◇ 很可能：无重复用药史，余同"肯定"，或虽然有合并用药，但基本可排除合并用药导致不良反应发生的可能性。

◇ 可能：用药与不良反应发生时间关系密切，同时有文献资料佐证；但引发不良反应的药品不止一种，或不能排除原患疾病病情进展因素。

◇ 可能无关：不良反应与用药时间相关性不密切，临床表现与该药已知的不良反应不相吻合，原患疾病发展同样可能有类似的临床表现。

◇ 待评价：报表内容填写不齐全，等待补充后再评价，或因果关系难以定论，缺乏文献资料佐证。

◇ 无法评价：报表缺项太多，因果关系难以定论，资料又无法获得。

表 3–1 世界卫生组织的药品不良反应关联性评价

关联性评价	时间相关性	是否已知	去激发	再激发	其他解释
肯定	＋	＋	＋	＋	－
很可能	＋	＋	＋	？	－

关联性评价	时间相关性	是否已知	去激发	再激发	其他解释
可能	＋	±	± ？	？	± ？
可能无关	－	－	± ？	？	± ？
待评价		需要补充材料才能评价			
无法评价		评价的必须资料无法获得			

注：1. "＋"表示肯定或阳性；"－"表示否定或阴性；"±"表示难以判断；"？"表示不明。

2. "时间相关性"表示用药与不良反应的出现有无合理的时间关系；"是否已知"表示不良反应是否符合该药已知的不良反应类型；"去激发"表示停药或减量后，不良反应是否消失或减轻；"再激发"表示再次使用可疑药品是否再次出现同样的不良反应；"其他解释"表示不良反应是否可用并用药品的作用、患者病情的进展、其他治疗的影响来解释。

3.4.3.2 关联性评价结果改变

初始报告人（如报告的医生、药师）可能对报告进行了关联性评价，原则上持有人评价意见不应低于初始报告人。持有人与初始报告人评价意见不一致的，可在备注中说明。多种因素可能会干扰因果关系判断，如原患疾病、并用药品或药品存在可疑的质量问题等，评价人员应科学评估，不能盲目将这些因素作为排除药品与不良反应关联性的理由，从而不予上报。

（逢 瑜 徐迎庆 张 力 张轶菁）

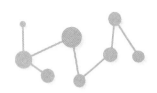

4 个例药品不良反应报告的提交

4.1 法规要求

第四十八条 个例药品不良反应报告的填写应当真实、准确、完整、规范，符合相关填写要求。

第四十九条 个例药品不良反应报告应当按规定时限要求提交。严重不良反应尽快报告，不迟于获知信息后的 15 日，非严重不良反应不迟于获知信息后的 30 日。跟踪报告按照个例药品不良反应报告的时限提交。

报告时限的起始日期为持有人首次获知该个例药品不良反应且符合最低报告要求的日期。

第五十条 文献报道的药品不良反应，可疑药品为本持有人产品的，应当按个例药品不良反应报告。如果不能确定是否为本持有人产品的，应当在定期安全性更新报告中进行分析，可不作为个例药品不良反应报告。

第五十一条 境外发生的严重不良反应，持有人应当按照个例药品不良反应报告的要求提交。

因药品不良反应原因被境外药品监督管理部门要求暂停销售、使用或撤市的，持有人应当在获知相关信息后 24 小时内报告国家药品监督管理部门和药品不良反应监测机构。

第五十二条 对于药品上市后相关研究或有组织的数据收集项目中的疑似不良反应，持有人应当进行关联性评价。对可能存在关联性的，应当按照个例药品不良反应报告提交。

第五十三条 未按照个例药品不良反应报告提交的疑似药品不良反应信息，持有人应当记录不提交的原因，并保存原始记录，不得随意删除。

第五十四条 持有人不得以任何理由和手段阻碍报告者的报告行为。

《药品管理法》第八十一条规定：药品上市许可持有人、药品生产企业、药品经营企业和医疗机构应当经常考察本单位所生产、经营、使用的药品质量、疗效和不良反应。发现疑似不良反应的，应当及时向药品监督管理部门和卫生健康主管部门报告。

涉及可疑药品不良反应报告提交的相关重要法规及要求分述如下。

4.1.1《药品不良反应报告和监测管理办法》

《药品不良反应报告和监测管理办法》（卫生部令第 81 号）第十九条对对个例药品不良反应报告的提交做出了具体的要求：药品生产、经营企业和医疗机构应当主动收集药品不良反应，获知或者发现药品不良反应后应当详细记录、分析和处理，填写《药品不良反应/事件报告表》（表 4-1）并报告。

表 4-1 药品不良反应/事件报告表

首次报告□　　　　跟踪报告□　　　　　　编码：_____

报告类型：新的□　　严重□　　一般□

报告单位类别：医疗机构□　经营企业□　生产企业□　个人□　其他□_____

患者姓名：	性别：男□　女□	出生日期：　年 月 日或年龄：	民族：	体重（kg）：	联系方式：
原患疾病：	医院名称：病历号/门诊号：		既往药品不良反应/事件：有□_____无□ 不详□ 家族药品不良反应/事件：有□_____无□ 不详□		
相关重要信息：吸烟史□　饮酒史□　妊娠期□　肝病史□　肾病史□过敏史□_____其他□_____					

药品	批准文号	商品名称	通用名称（含剂型）	生产厂家	生产批号	用法用量（次剂量、途径、日次数）	用药起止时间	用药原因
怀疑药品								

续表

并用药品									

不良反应 / 事件名称：	不良反应 / 事件发生时间：____年____月____日

不良反应 / 事件过程描述（包括症状、体征、临床检验等）及处理情况（可附页）：

不良反应 / 事件的结果：痊愈□　好转□　未好转□　不详□　有后遗症□　表现：_____
死亡□　　直接死因：_____　死亡时间：____年____月____日

停药或减量后，反应 / 事件是否消失或减轻？　是□　否□　不明□　未停药或未减量□
再次使用可疑药品后是否再次出现同样反应 / 事件？　是□　否□　不明□　未再使用□

对原患疾病的影响：不明显□　　病程延长□　　病情加重□　　导致后遗症□　　导致死亡□

关联性评价	报告人评价：肯定□　很可能□　可能□　可能无关□　待评价□ 　　　　　无法评价□　签名：_____ 报告单位评价：肯定□　很可能□　可能□　可能无关□　待评价□ 　　　　　无法评价□　签名：_____

报告人信息	联系电话：	职业：医生□　　药师□ 　　　护士□　　其他□_____
	电子邮箱：	签名：

报告单位信息	单位名称：	联系人：	电话：	报告日期： 　年　月　日

生产企业请填写信息来源	医疗机构□　　经营企业□　　个人□　　文献报道□ 上市后研究□　　其他□_____

备注	

第二十一条　药品生产、经营企业和医疗机构发现或者获知新的、严重的药品不良反应应当在 15 日内报告，其中死亡病例须立即报告；其他药品不良反应应在 30 日内报告。有随访信息的，应当及时报告。

针对"境外发生的严重药品不良反应"，其具体要求如下。

第三十三条　进口药品和国产药品在境外发生的严重药品不良反应（包括自发报告系统收集的、上市后临床研究发现的、文献报道的），药品生产企业应当填写《境外发生的药品不良反应 / 事件报告表》（表 4-2），自获知之日起 30 日内报送国家药品不良反应监测中心。国家药品不良反应监测中心要求提供原始报表及相关信息的，药品生产企业应当在 5 日内提交。

表 4-2　境外发生的药品不良反应 / 事件报告表

商品名：（中文：　　　　　　　英文：　　　　　　　　　　）
通用名：（中文：　　　　　　　英文：　　　　　　　　　　）
剂　型：

编号	不良反应 / 事件名称	不良反应 / 事件发生时间	不良反应结果	用药开始时间	用药结束时间	用法用量	用药原因	性别	年龄	初始 / 跟踪报告	报告来源	来源国家	国内接收日期	备注

注：编号请填写本单位的编号；不良反应结果请填写：痊愈、好转、未好转、后遗症、死亡或不详；报告来源请填写：自发报告、研究、文献等。

报告单位：　　　　　联系人：　　　　　电话：　　　　　报告日期：

4.1.2《国家药品监督管理局关于药品上市许可持有人直接报告不良反应事宜的公告》

2019 年 1 月 1 日起开始实施的《国家药品监督管理局关于药品上市许可持有人直接报告不良反应事宜的公告》（2018 年第 66 号）[11] 进一步完善了药品不良反应监测制度，进一步落实了持有人不良反应报告的主体责任，《公告》对个例安全报告提交的时限和范围也做出了相关要求。

境内发生的严重不良反应应当自严重不良反应发现或获知之日起 15 日内报告，死亡病例及药品群体不良事件应当立即报告，其他不良反应应当在 30 日内报告。持有人应当对严重不良反应报告中缺失的信息进行随访，对死亡病例开展调查并按要求提交调查报告。境外发生的严重不良反应应当自持有人发现或获知严重不良反应之日起 15 日内报告，其他不良反应纳入药品定期安全性更新报告中。

持有人应当按照可疑即报原则，直接通过国家药品不良反应监测系统报告发现或获知的药品不良反应。报告范围包括患者使用药品出现的与用药目的无关且无法排除与药品存在相关性的所有有害反应，其中包括因药品质量问题引起的或者可能与超适应证用药、超剂量用药、禁忌证用药等相关的有害反应。

医疗机构及个人保持原途径报告不良反应，也可向持有人直接报告。药品经营企业直接向持有人报告。国家药品不良反应监测系统将及时向持有人反馈收集到的药品不良反应信息，持有人应当对反馈的药品不良反应信息进行分析评价，并按个例不良反应的报告范围和时限上报。

4.1.3《个例药品不良反应收集和报告指导原则》

为规范药品上市后个例不良反应的收集和报告，指导持有人开展药品不良反应报告相关工作，国家药品监督管理局参照 ICH E2D 指南，制定了《个例药品不良反应收集和报告指导原则》（2018 年第 131 号），并于 2019 年 1 月 1 日起正式实施。该文件对持有人开展个例药品不良反应收集和报告的具体工作要求进行了细化，其中与个例药品不良反应提交相关的要求如下。

提交路径：持有人应通过药品不良反应直接报告系统提交个例不良反应报告，并对系统注册信息进行及时维护和更新。

报告时限：药品不良反应报告应按时限要求提交。报告时限开始日期为持有人或其委托方首次获知该个例不良反应，且达到最低报告要求的日期，记为第 0 天。第 0 天的日期需要被记录，以评估报告是否及时提交。文献报告的第 0 天为持有人检索到该文献的日期。

境内严重不良反应在 15 个日历日内报告，其中死亡病例应立即报告；其他不良反应在 30 个日历日内报告。境外严重不良反应在 15 个日历日内报告。

对于持有人委托开展不良反应收集的，受托方获知即认为持有人获知；对于境外报告，应从境外持有人获知不良反应信息开始启动报告计时。

当收到报告的随访信息，需要提交随访报告时，应重新启动报告时限计时。根据收到的随访信息，报告的类别可能发生变化，如非严重报告变为严重报告，随访报告应按变化后的报告类别时限提交。

4.1.4《药物警戒质量管理规范》

为贯彻落实《药品管理法》关于建立药物警戒制度的要求，规范持有人药物警戒主体责任，国家药品监督管理局制定了《规范》，自 2021 年 12 月 1 日起正式施行。该文件的出台对构建药物警戒制度体系、规范药物警戒活动、引导企业建立与国际接轨的药物警戒质量管理体系等具有重要意义。其中对个例药品不良反应报告的提交详见第四十八条至第五十四条。此处略去具体条款。

4.1.5 ICH 二级指导原则相关要求在我国的实施

2017 年 6 月，国家食品药品监督管理总局正式加入 ICH，成为全球第 8 个监管机构成员。2018 年 1 月，国家食品药品监督管理总局发布了《关于适用国际人用药品注册技术协调会二级指导原则的公告》，决定分阶段实施适用《M4：人用药物注册申请通用技术文档（CTD）》《E2A：临床安全数据的管理：快速报告的定义和标准》《E2D：上市后安全数据的管理：快速报告的定义和标准》《M1：监管活动医学词典（MedDRA）》和《E2B（R3）：临床安全数据的管理：个例安全报告传输的数据元素》5 个 ICH 二级指导原则。这些指导原则的实施，极大地加速和推动了现有药物警戒法规的国际化进程。涉及个例安全报告的二级指导原则主要为 E2A、E2D 和 E2B[5]。我国目前个案病例报告提交执行此标准，但临床研究阶段和上市后阶段分别有不同的时限和递交格式的要求。ICH E2A 规定了药物临床试验期间安全性数据快速报告的标准和程序，国家药品监督管理局药品审评中心于 2018 年出台了关于发布《药物临床试验期间安全性数据快速报告的标准和程序》的通知，要求申请人在药物临床试验期间，判断与试验药物肯定相关或可疑的非预期且严重的不良反应，均需要按本标准和程序以个例安全性报告的方式快速报告。申请人和研究者在不良事件与药物因果关系判断中不能达成一致时，其中任一方判断不能排除与试验药物相关的，也应该进行快速报告。

药物警戒专业人员按照现行标准流程和标准数据格式提交的 ICSR 将有利于提高数据信息质量，提高有效分析和处理药品安全信息的效率，及时汇总用于分析的安全性数据。相关具体要求如下。

4.1.5.1 《E2D：上市后安全数据管理：快速报告的定义和标准》

本指导原则适用于药品上市后发生的不良反应快速报告[12]。

个例报告要求：所有与研究药物存在可能因果关系的严重且非预期不良反应必须快速上报，对于其他严重或非严重不良反应报告的需求，根据当地法规和指导文件要求有所不同（根据我国现行《规范》，所有药品不良反应均属于报告范畴）。此外还包括特定情形下缺乏疗效的个例报告、与不良反应相关的药物过量信息等。严重且非预期不良反应不能迟于持有人首次收到信息后的 15 个日历日。其他类型不良事件报告的期限因国家而异，取决于报告来源、预期性和事件结局（根据我国现行《规范》，严重不良反应不迟于 15 日，非严重不良反应不迟于 30 日）。报告需满足最低要求（同上述 E2A 要求）。

E2A/E2D 个例报告提交数据要素：准确、完整、真实的资料对于持有人和监管机构识别和评价 ADR 报告是非常重要的。所有的报告必须送达该药物正处于研发阶段的国家的有关监管部门或其他行政机构，并根据地方法规和指导文件要求制定报表。参照 ICH E2B/M2 指导原则中电子传送 ICSRs 的详细数据要素，除满足最低要求外，报表中需包含以下关键条目。

◇ 病人详细资料：姓名缩写；其他有关的标识（如临床试验编号）；性别；体重（E2A）；身高（E2A）；年龄或出生日期（E2A）；年龄，年龄组（如青少年、成年、老年）或出生日期（E2D）；伴随疾病（E2D）；既往病史（E2D）；相关家族史（E2D）。

◇ 可疑的药物：商标名；国际通用名；药物批号；适应证；剂型和浓度；每日剂量和给药方案（注明单位，如 mg，ml，mg/kg）；给药途径；开始时间和日期；停药时间和日期，或治疗持续时间。

◇ 其他治疗：对于合并用药（包括非处方药）和非药物疗法，必须提供同样的信息内容。

◇ 可疑的药品不良反应的详细资料：应该对不良反应作全面的描述，包括发生的身体部位和严重程度，以及作为严重不良反应报告的标准。除了报告体征和症状外，可能的话，尽量对不良反应给予明确的诊断。还应包括不良反应开始发生的日期和时间、不良反应结束的日期和时间或反应持续时间、去激发和再激发的情况、发生场合（如医院、门诊、家、护理室）等。不良反应的结局：康复和是否有后遗症的信息，何种已进行的检验和治疗以及它们的结果。对于死亡病例，必须提供死亡的原因和与反应之间的关联性。如果有尸检报告或其他验尸发现（包括验尸报告）都应该提供。其他的信息：一切有利于病例评估的资料如病史（包括过敏史）、药物或酒精滥用史、家族史和特殊检查发现等。

◇ 报告人的资料：姓名；通信地址；电子邮箱（E2D）；电话号码；职业（专业）。

◇ 管理和申办者/公司（持有人）的详细资料：报告来源［自发、临床研究（提供细节）、文献报道（提供复印件）或其他］；申办者/厂商第一次收到报告的日期；发生的国家；报告的类型［初始报告或随访报告（第一次、第二次等）］；申办者/厂商/公司（持有人）的名称和地址；报告的公司和机构中联系人（持有人）的姓名、地址、电话和传真号；可疑产品的管理识别码或上市许可材料档案号码或临床研究编号（如 IND、CTX、NDA 号码）；申办者/厂商对此病例的识别编号（同一病例的初始报告和随访报告的识别编号需一致）。

4.1.5.2《E2B（R3）：数据元素和信息规范》

E2B 是有关个例安全性报告的数据元素、元素编码规则、元素间逻辑校验关系以及传输标准等的标准性规范文件，该指南实施的核心目的是标准化不同类型个例报告电子传输的数据元素定义，不管个例报告来源和目的地在哪里都可以遵守该标准，便于个例报告在不同机构之间（包括制药公司、监管机构和非商业申办者）共享和交换。为适应药物全球化研发和药物安全性全球化监管的趋势，E2B 规范经历了多次内容修订，现行版本为 E2B（R3），依托于与规范制定组织（Standard Development Organization，SDO）合作制定的 ICH E2B 规范，该指南被 ICH 成员国普遍接受，基于该规范的 ICSR 电子提交正逐步广泛实施。该指南文件细化了编码和提交相关个例安全报告数据的技术要求，包括传输标识、信息识别和处理确认等各个方面[13]。

此外，ICH E6 和我国《药物临床试验质量管理规范》第四十八条规定，申办者应当按照要求和时限报告药品不良反应。申办者收到任何来源的安全性相关信息后，均应当立即分析评估，包括严重性、与试验药物的相关性以及是否为预期事件等。

申办者应当将可疑且非预期严重不良反应快速报告给所有参加临床试验的研究者及临床试验机构、伦理委员会；申办者应当向药品监督管理部门和卫生健康主管部门报告可疑且非预期严重不良反应。

总之，从 ICH 的角度，以统一的定义和命名、统一的方法规范临床研发过程中收集的临床安全性资料，是在这一领域建立统一 GCP 标准的保证。CIOMS-1 和 CIOMS-2 工作组也定义了报告规范。同一个药品在不同国家地区可能处于不同的研发和上市阶段，在不同的企业内部，对临床和上市后评估可能也会属于不同的部门。但从个例报告的角度看，规范统一的报告的术语和加速报告时限，对于监管部门的管理尤为重要。同时为了更好的在监管部门和企业之间、监管部门之间、企业之间以及研究者伦理委员会和机构之间进行标准、高效、准确的数据交换，对于替代纸质格式（SAE 报告表、AE/ADR 报告表、CIOMS 表格、MedWatch 表格等）的电子媒介需求更高，所以 ICH E2B 规范了一种标准格式使用标准化信息传输来帮助数据库至数据库的直接传输。

4.2 实施指导

4.2.1 个例报告处理的概述

持有人的个例报告处理流程通常分为以下步骤：信息收集到药物警戒部门后，首先进行报告信息的确认和核实，收集的不良事件信息需要进行确认和核实是否满足四要素等，如果信息不完整，需要进行随访。之后根据 Day0 和报告的性质（是否需要快速报告，是否死亡、危及生命等）进行报告优先级的排序，将信息录入持有人安全性信息数据库，同时进行医学编码和评估，评估事件的严重性、预期性和相关性。

完成上述流程之后准备进行提交。对于提交，一方面是根据法规的要求向监管部门进行提交；另一方面是根据研发和商业合作伙伴之间的药物警戒协议进行数据交换的提交；在临床试验期间需要对研究者、伦理委员会和机构进行提交。

无论是国际指南还是我国的法规文件，对于提交报告的标准和时限都进行了规定，目的是为了从监管部门的角度能够快速地收集到标准化的安全性报告，用以支持监管部门对药品安全性信息的监督和管理。

对于研发或商业合作伙伴之间的数据交换，基于满足当地法规要求的前提下，根据双方约定的时限、格式和交换方式进行。研发和商业合作伙伴及合作形式包括不同情况，例如双方的产品共同进行联合用药的适应证开发，互相转让临床研发的权益在不同地区分别开展临床研究，或互相转让上市后的销售或不同国家地区代理的权益。在不同的合作形式下，双方通常会约定由一方持有全球范围内的药物警戒数据库，由持有药物警戒数据库的一方进行数据库的报告录入和评估。在数据收集阶段，无论是临床研究还是上市后，双方都会进行数据交换。数据录入和评估完成后，由进行临床试验注册申请的一方和进行上市申请的一方，承担所在国家或地区向监管部门提交的责任。在向监管部门提交时，遵守权益所在国家或地区的法律法规要求。所以双方在合作意向确定时，就需要对数据交换时间、形式、方式和向监管部门提交的时间、方式等进行约定。还需要考虑到跨国语言的转换，如何回复来自监管部门对提交内容的问询等。

个例报告的提交是个例报告处理流程中的核心环节，因为这是每一份报告最终结果的呈现，无论是对于向监管部门的提交，向研究者、伦理和机构的提交，还是研发和商业伙伴之间的交换，满足法规要求是最基本的底线，申办者和持有人也要建立一定的流程进行规范和管理。

个例报告提交的质量管理是药物警戒质量管理体系中的一个重要环节。在《规范》中要求持有人应当以防控风险为目的，将药物警戒的关键活动纳入质量保证系统中，建立有效、畅通的疑似药品不良反应信息收集途径；开展符合法律法规要求的报告与处置活动。持有人应当制定并适时更新药物警戒质量控制指标，控制指标应当贯穿到药物警戒的关键活动中，并分解落实到具体部门和人员，包括药品不良反应报告合规性。

在质量目标设定时确保个例报告信息收集的合法性、真实性，个例报告的评价与处置的科学性，提交的及时性合规性。在质量计划制定中，对于个例报告从收集到评价处置和提交均应纳入计划中，并制定质量控制指标。对于提交的质量控制指标制定时建议遵从 SMART 原则，指标必须是具体的（即用具体的语言清楚地说明要达成的行为标准）、可以衡量的（即不是模糊的，提交的目标有明确数字而不是一个模棱两可的范围）、可以达到的（即可以通过努力实现）、要与其他目标具有一定的相关性、具有明确的截止期限（例如满足法规要求的时限）。对于申办者和持有人应建立个例药品不良反应报告质量控制流程，还应考虑持有人应确保报告内容真实、完整、准确。持有人应真实记录所获知的个例药品不良反应，不篡改、不主观臆测，严禁虚假报告。要求尽量获取药品不良反应的详细信息，个例报告表中各项目尽可能填写完整。

对于提交的质量管理，包括在制定提交的计划和标准时满足各个国家地区临床试验期间和上市后提交法规要求，以及合作伙伴之间签署药物警戒协议要求；报告处置过程中单个报告的录入和评估质量的审核，以保证提交时报告类型被正确的划分；同时在提交过程中无论是 E2B 网关递交或手工录入递交，需要保证准确性和时限性；递交后的质量抽查、回顾性检查其是否存在质量问题。

除了上述质量控制流程，还需进行定期的趋势分析。根据设定的关键绩效指标（key performance indicator，KPI）和审核周期，考核提交质量达标的趋势，包括向监管部门的提交、向研究者、伦理和机构的提交以及研发商业合作伙伴的提交都需考虑在内。

无论是单个报告还是定期回顾的趋势分析，发现未满足质量控制指标的情况，都需要采取行动，报告调查原因、整改纠正措施和预防措施（corrective action and preventive action，CAPA）并对相应的支持性文件进行存档。

4.2.2 递交计划、系统设置、制度和规程文件

企业需要制定相应的递交计划，建立清晰完善的递交标准流程，并且对个例安全性报告递交工作进行严格的动态管理，以确保向相关方合规、按时、保质量地递交个例安全性报告。

4.2.2.1 法规监测，制定递交计划

上市后各种来源的报告都需要按相关要求进行递交。企业应对递交要求汇总表进行实时维护，一旦有法规或要求更新，需要对递交要求汇总表进行相应更新，并更新持有人安全性数据库设置（如适用）。

4.2.2.2 系统准备，设置目标地址

持有人通过企业自己的或者委托方的安全性数据库进行个例安全性报告的处理，在使用信息化系统开展药物警戒活动时，应当明确信息化系统在设计、安装、配置、验证、测试、培训、使用、维护等环节的管理要求，并规范记录上述过程；而且需要明确信息化系统的安全管理要求，根据不同的级别选取访问控制、权限分配、审计追踪、授权更改、电子签名等控制手段，确保信息化系统及其数据的安全性；信息化系统应当具备完善的数据安全及保密功能，确保电子数据不损坏、不丢失、不泄露，应当进行适当的验证或确认，以证明其满足预定用途。如果使用委托方，应当考察遴选具备相应药物警戒条件和能力的受托方，与其签订委托协议。

为了能将各方面来源的报告按要求递交给各相关方，包括监管机构、研究者、伦理、合作方等，需要在安全性数据库中设置递交目标地址，并且根据报告递交要求汇总表设置不同时限报告路径。

4.2.2.3 建立和完善制度与规程文件

企业应根据现行的监管部门颁布的法律法规指南文件《药品不良反应报告和监测管理办法》（卫生部第 81 号令），《上市后个例安全性收集和报告指南》（ICSR）（2018年第 131 号），《国家药品监督管理局关于药品上市许可持有人直接报告不良反应事宜的公告》（2018 年第 66 号）以及《药物警戒质量管理规范》（2021 年第 65 号）等要求制定全面、清晰、可操作的操作规程。个例安全性报告的管理流程包括个例报告的收集、录入、编码、医学审核、质量管理和提交等。流程包括：①个例安全性报告的管理（包括收集、录入、编码、医学审核、质量管理和递交）；②文献检索和报告递交；③个例安全性报告递交；④个例安全性报告递交委托管理；⑤记录和保存。

企业在相应的制度和规程文件中应清楚地描述产品在中国有递交要求的上市后来源（包括但不限于临床使用、临床研究、市场项目、学术文献及持有人相关网站或论坛）的个例安全性报告的管理，包括特殊情况的报告要求。对于患者使用药品出现的怀疑与药品存在相关性的有害反应，其中包括可能因药品质量问题引起的或可能与超适应证用药、超剂量用药等相关的有害反应都需要进行报告。

ICH E2D 对于文献来源的个例报告总体要求是"假定该药品为其产品"进行报告，但结合我国仿制药较多、同一药品常有多家持有人等情况，我国药品监管部门对此的要求为："对于怀疑药品确定为本持有人产品相关的不良反应报告，无论持有人是否认为存在因果关系，均应报告。对于确定非本持有人产品的则无需报告。如果不能确定是否为本持有人产品的，在定期安全性更新报告中进行分析，可不作为个例不良反应报告。如果文献中提到多种药品，则应报告怀疑药品，由怀疑药品的持有人进行报告。怀疑药品由文献作者确定，通常在标题或者结论中作者会提及怀疑药品与不良反应之间的因果关系。如果报告人认为怀疑药品与文献作者确定的怀疑药品不同，可在报告的备注中说明。"确认过程中常见问题为：个例报告未满足报告四要素要求。这类报告大多来自于临床疗效观察性研究文献，文献中通常只提及了患者数量和不良反应，例如"两位患者出现了…"或"几个患者出现了…"，此类报告缺少可识别患者，建议在定期安全性报告中进行讨论即可。但如果该不良反应是重要的非预期发现或提示重要风险，此类报告应当进行随访并联系文章作者，争取获得可识别的患者资料，作为 ICSR 进行提交。

药品上市后相关研究或有组织的数据收集项目中的疑似不良反应，持有人应当进行关联性评价。对可能存在关联性的，应当按照个例药品不良反应报告提交。另外，企业应每日监测直报系统，对监测情况进行记录，从直报系统中下载反馈病例，在持有人安全性数据库中进行处理。

如果企业将个例安全性报告的递交工作委托给受托方处理，企业需要确认责任分工，明确委托开展药物警戒的详细内容，而且应当将药物警戒委托工作纳入质量管理体系，定期考核评定委托事项，必要时对受托方进行现场审核，根据审核结果可要求受托方对药物警戒相关工作进行纠正和预防，确保药物警戒工作持续符合要求。持有人应当加强对已上市药品的持续管理，对委托的递交工作进行有效的风险管理。

最后企业应制定文件管理和保存流程，规定药物警戒递交文件的保存时限和相关要求，以确保药物警戒信息的安全性、保密性和可追溯性。

4.2.3 填报及提交

4.2.3.1 持有人安全性数据库中提交前报告处理和评估

前文已介绍了个例报告信息的确认与核实，在此环节中，如果信息不完整或有明显的信息错误、矛盾，建议进行紧急随访以澄清问题，保证后续医学评估的准确性。在信息确认核实后，应根据相关法规要求对隐私信息和敏感信息进行处理，对需要翻译的原始记录进行翻译并做好翻译质量审核。

接下来需要将个例报告录入到持有人安全性数据库中进行处理和评估，处理和评估的高质量和及时性是提交的前提和保证。由于法规对不同类型报告的提交时限有不同的要求，因此在处理开始前，建议对处理的优先级进行排序，比如严重报告优先于非严重报告、死亡报告优先于其他非死亡严重报告。同时，建议依据不同的提交时限要求，设定处理、评估等各个环节的完成时间截点，比如提交时限为 15 天的报告，要在第 8 天完成报告处理和评估，提交时限为 7 天的报告，要在第 3 天完成报告处理和评估。

在录入开始时，应首先进行重复检索，以判断应做为首次报告还是已有报告的随访报告，或是不同来源的同一例报告信息、同一受试者/患者的多个不良事件，作为同一个报告还是不同的报告进行处理，应综合考虑事件的发生时间、临床进程、转归、医学相关性等多方面因素，再进行判断。重复检索完成后，将原始记录上传至持有人安全性数据库，需要翻译的报告应在翻译完成后将原稿和译文同时上传。

对照原始记录，在安全性数据库中进行逐个字段的录入和过程描述的撰写。应建立安全性数据库录入指南，保证数据录入的一致性。药品名称、疾病名称、不良反应名称、单位名称应规范填写。药品通用名称和商品名称应准确填写，避免混淆颠倒。不良反应名称和疾病、诊断、症状名称应参照《WHO 药品不良反应术语集》

（WHOART）或《ICH 监管活动医学词典》（MedDRA）及其配套指南，如《MedDRA 术语选择：考虑要点》来确定。体征指标、实验室检查结果应与原始记录无偏差。

编码是报告处理中至关重要的环节，可直接影响医学评估的准确性。

A. 怀疑药物编码：对于上市后报告，应从公司词典中选择商业化产品编码为怀疑药物编码。

导致该事件的所有其他合并用药（非公司商业化产品/非 IMP）均使用 WHO 药物词典进行编码。

B. 事件编码：对于临床试验/上市后征集报告，只要可能，事件均编码为直接匹配的 MedDRA LLT。如果事件没有直接匹配的 LLT，则根据报告的事件描述，根据 MedDRA 编码指南和医学判断将该事件编码为医学概念上最接近的 LLT。

对于上市后自发报告，根据 MedDRA 编码指南和医学判断确定最接近的 LLT，以匹配报告的上下文。

在同一个临床病程或住院期间发生的多个不良事件，若存在医学和（或）时间上的相关性，则应记录在一个病例中。对于重复发生的不良事件是否应记录在同一病例中，建议企业可以设置一个内部标准。

案 例

如果事件既往报告为已恢复或恢复伴有后遗症，当收到同一事件的新报告，其发生日期为既往报告事件恢复日期后 30 天内，或此事件的 2 次发作具有临床相关性或医学相关性（需要医学判断），则需将这 2 起事件记录在一个病例中，每次发生的开始日期和恢复日期不同。如果事件未恢复/好转，当收到同一事件的新报告，且事件的发生日期在原事件发生后医学合理时间范围内，则在 1 例病例中记录为 1 个事件。

过程描述应包括患者特征、疾病和病史、治疗经过、临床过程和诊断，以及不良反应相关信息，如处理、转归、实验室证据，包括支持或不支持其为不良反应的其他信息。描述应有合理的时间顺序，最好按患者经历的时间顺序，而非收到信息的时间顺序。在随访报告中，应当明确指出哪些是新的信息。除了实验室检查数据外，尽量避免使用缩略语或英文首字母缩写。报告中应当包括补充材料中的关键信息，在描述中应当提及这些材料的可用性并根据要求提供。在描述中也应当概述任何有关的尸体解剖或尸检发现。

录入完成后，在安全性数据库的监管报告界面，依据法规对提交的路径、时限、格式等要求，手动或自动生成报告。

医学审查包括医学评估（严重性评价、关联性评价和预期性评价）和从医学角度审查报告。医学评估内容参见 3.3。

审查所有报告原始报告术语的事件编码，以确保 MedDRA LLT 及其上层结构（PT、HLT、HLGT、SOC）与事件描述一致，并准确反映临床发生的事件。如果一个病例中有多例事件，医学审阅医师应确认所有事件均被正确排序。从医学角度审查病例描述的一致性和逻辑性，并对病例报告中的医学内容和病例报告所有要素的完整性进行审查，包括患者特征、病史、并发疾病、合并用药、治疗详情、事件的临床过程、事件的治疗和转归、相关实验室证据以及支持或驳斥所报告事件的任何其他相关临床细节和信息，并在必要时提出医学问询并撰写公司评论。

4.2.3.2 持有人安全性数据库中的提交前质量审核

录入安全性数据库的信息，建议由第二人（质量审核员）检验信息的准确性和完整性，填写正确性，并对质量审核结果进行记录。根据报告的优先级和截止日期对报告进行审查，以满足监管部门和业务伙伴的报告时限要求。质量审核建议考虑以下几方面要点：

- 确保源文件和其他相关文件被正确的上传至安全性数据库。
- 确保安全性数据库中每个选项下的所有数据字段与对应的原始文件一致。
- 确保描述内容在医学上合理、清晰、按时间顺序排列，且无语法、印刷或事实错误。
- 确保描述部分的字符数在字符限度以内，如果超过，则需要对描述内容进行缩减。

质量审核员应对报告中的错误或缺失信息进行更新。如果需要进行大量的数据更正/更新，可以将报告返回给报告处理的工作流程状态，由相关人员进行更正/更新。

4.2.3.3 提交前翻译

根据各国家或地区提交法规的具体要求，如果需要，对报告的相应部分进行翻译。可由公司内部有资质的人员进行翻译，也可将报告发送给有翻译资质的服务供应商进行翻译。无论采取哪一种形式，都应做好翻译的质量保证，并确保翻译流程在法规提交时限前完成。

4.2.3.4 提交前准备确认

建议安排专人监测处于递交工作流程状态的报告，根据最早的递交到期日期确定报告的优先级，并确定设定的报告提交时限排定、格式、路径是正确的。如果之前曾向监管机构、商业合作伙伴提交了某个报告，经随访后，由于评估变化导致该报告不再符合提交要求，则该报告将最后一次提交，并附上随访信息。

4.2.3.5 直报系统提交

本书对于上市后如何向监管部门提交进行了介绍。对于商业合作伙伴间数据交换，参考药物警戒协议约定。本章节介绍通过直报系统录入的方式进行提交，E2B 电子传输系统递交个例安全性报告的内容详见第 6 部分内容。

持有人应通过直报系统提交个例不良反应报告，并对系统注册信息进行及时维护和更新。

4.2.3.5.1 直报系统账号的管理和信息维护

A. 账号的申请和管理

首次申请直报系统账号，需要提前准备好产品批件、说明书、公司营业执照、不良反应监测负责人信息登记表等材料。如果为注册代理机构申请账号，还应准备与境外持有人签署的药物警戒协议或能说明注册代理机构与境外持有人关系的证明文件。

登录直报系统网站，在"新用户注册"页面，根据提示填写相关信息并上传材料，省级监管机构审核通过后将会告知公司管理员账号和临时密码，进入直报系统修改管理员账号的密码。

通过管理员账号登录直报系统权限管理系统，创立普通用户账号及密码，并告知报告提交代表，报告提交代表根据申请的普通用户账号及密码在直报系统中提交报告。对于普通用户账号的申请和注销，建议公司建立内部审批流程。比如，新员工提出账号申请，应通过相关培训并由直线经理批准；如果有员工离职或业务转移，由直线经理告知管理员在一定时限内注销账号。

管理员还应定期修改密码及管理用户的账号，修改完成后尽快告知相关报告提交代表。

B. 上市后产品信息维护

《规范》要求："持有人应当于取得首个药品批准证明文件后的 30 日内在国家药品不良反应监测系统中完成信息注册。注册的用户信息和产品信息发生变更的，持有人应当自变更之日起 30 日内完成更新。"

登录直报系统报告管理系统，进入【产品信息维护】项下的【新增产品信息】页面，填写产品信息，上传已批准的产品说明书及产品证明文件。若新增产品为代理的其他持有人的产品，需要上传授权委托书。监管机构审核通过后，按照持有人在系统中维护的药品批准文号，系统会自动反馈到持有人账号下的反馈数据项下。

已上市产品注册信息更新后，根据更新的药品注册信息（包括批件变更及说明书变更等），在【产品信息维护】页面查找相应的产品信息。点击【版本更新】进入修改页面进行修改，省级监管机构审核通过。

建议与注册部门做好沟通，保证产品获批上市及注册信息变更能及时通知到药物警戒部门。

4.2.3.5.2 报告的提交

A. 数据录入

境内报告应按照个例药品不良反应报告进行提交。

境外报告可按照个例药品不良反应报告进行提交，也可按照行列表形式提交。如果通过行列表报告，仍是根据 81 号令规定的时限，即自获知之日起 30 日内报告；如果通过个例药品不良反应/事件报告表报告，应按照公告要求的时限自获知之日内起 15 日内报告。境外药品不良反应/事件个例报告获知时间为境外持有人获知时间。

根据各报告的法规提交时限排列优先级，对时限紧的报告进行优先录入，保证各报告数据录入在法规提交时限前完成，并为质量审核预留足够的时间。不同类型报告的各环节时间截点可通过内部流程文件进行规定。

a. 首次报告

登录直报系统进行在线数据录入，主要分为以下几个部分：报告基本情况、患者信息、使用药品情况（包括怀疑用药和合并用药）、不良反应信息、相关实验室检查信息、妊娠报告有关信息、报告人/报告来源信息、备注。直报系统每个部分的录入规则如下。

- 报告基本情况
  ○ 严重报告：报告中任意一个不良反应符合以下任意一条严重性标准的报告为严重报告：①导致死亡；②危及生命；③导致住院或住院时间延长；④导致永久或显著的残疾/功能丧失；⑤先天性异常/出生缺陷；⑥导致其他重要医学事件，如不进行治疗可能出现上述所列情况的。
  ○ 境外报告：指不良反应发生国家/地区在中国大陆以外（包括中国香港、中国澳门、中国台湾）的报告。

- 首次报告：持有人首次在报告系统中提交的有效报告（包含以下四要素：可识别的患者、可识别的报告者、怀疑药品、不良反应）。
- 跟踪报告：指首次报告以后，获悉其他与该报告相关的包含随访信息的报告。
- 病例编号：必填项。首次报告时系统会自动赋予每份报告唯一识别码。
- 报告来源：必填项。填写持有人获得不良反应的来源。研究指不良反应报告来源于上市后研究；项目指不良反应报告来源于面向患者或医生的市场项目等。若报告来源为文献，则需附上全文。

- 患者信息
  - 患者姓名：必填项。尽可能填写患者真实全名。如无法获得全名，则尽量填写可识别患者的相关信息（如临床试验患者编号、姓名拼音缩写或患者姓氏）；如果无法获得患者姓名信息，填写"不详"，如相关法规不允许提供相关信息，填写"隐藏"。当发现患儿有出生缺陷时，如果报告者认为这种出生缺陷可能与父母使用药品有关，此处填写患儿姓名信息（也可填写××之子或××之女），父母信息填写在"妊娠报告有关信息"项下。如果出现胎儿畸形、死胎、孕妇早产、流产等不良妊娠结局，报告者认为可能与孕妇或其配偶使用药品有关，此处填写孕妇姓名，配偶信息填写在"妊娠报告有关信息"项下；如果母亲使用药品后，患儿和母亲均发生了不良反应，应填写两张报告表，并且在备注中注明两张报告表的相关性。
  - 性别：必填项，填写男、女或不详。
  - 出生日期：必填项。出生日期填写格式为年/月/日。
  - 年龄：如患者的出生日期不详，也可填写不良反应发生时的年龄。年龄以"岁"为单位，对于1岁以下婴儿，填写月龄；对于新生儿，填写日龄。
  - 国籍：填写不良反应发生时，患者的国籍。
  - 民族/种族：根据实际情况填写。民族适用于中国籍病例。种族适用于非中国籍病例。
  - 身高：不良反应发生时患者的身高，单位为厘米。如果不知道准确的身高，请做一个最佳的估计。
  - 体重：不良反应发生时患者的体重，单位为千克（公斤）。如果不知道准确的体重，请做一个最佳的估计。
  - 联系电话：可联系到患者进行随访的电话，可填写手机号码或固定电话号码，固定电话需要填写区号。

○ 医疗机构/经营企业名称：报告来源为医疗机构的填写医疗机构名称，来源为经营企业的，填写经营企业名称。

○ 病历号/门诊号：根据实际情况填写，如未知，可填写"不详"。

○ 既往药品不良反应及药物过敏史：指患者既往发生的和使用某种或几种药物有关的不良反应（如药物性肝损伤）和药物过敏反应。如有，应具体列出相关药物、不良反应发生时间及表现症状等。

○ 相关重要信息：

吸烟：请尽可能填写日均吸烟支数及吸烟年数。

饮酒：请尽可能填写日均饮酒量及饮酒年数。

其他过敏史：填写除药物过敏史以外其他过敏史，如食物、花粉等过敏。

其他（如肝病史，肾病史，家族史）：填写其他家族性遗传病、传染病，以及影响药物代谢的肝病或肾病史。如有，应在"相关疾病信息"处填写详细信息。

○ 相关疾病信息：应填写完整的现病史以及怀疑对此次不良反应发生有影响的既往病史。需要注明疾病开始时间和报告时疾病是否仍存在，如已结束需填写结束时间。

- 药品信息

怀疑用药是指可能与不良反应发生有关的药品。对于有多个怀疑用药者，按照与不良反应关联性从强到弱的顺序填写。患儿的不良反应与父母使用药品有关时，此处填写父母用药的信息。

合并用药是指不良反应发生时，患者同时使用的其他药品（不包括治疗不良反应的药品）。

○ 批准文号：必填项。应完整、准确填写最近一次批准证明文件上的药品批准文号。对于本持有人/生产企业的药品，必须填写批准文号；对于其他持有人/生产企业的怀疑用药，应尽量填写此项，无法获知时可填写"不详"。

○ 商品名：根据实际情况填写。

○ 通用名称：必填项。准确完整填写药品标准中收载的药品名称。不得使用简称。

○ 剂型：必填项。按照批准证明文件（包括药品说明书）中的剂型填写。对于本持有人的药品，不能填写"不详"。

○ 规格：填写药品规格。

○ 持有人/生产企业：必填项。应完整填写药品说明书中标明的持有人名称，不得用简称；如无持有人，应填写生产企业。非本企业生产的药品如无法获知生产企业，可填写"不详"。

- 批号：填写药品包装上的生产批号，请勿填写批准文号。

- 失效日期/有效期至：填写药品包装上的失效日期/有效期至。本持有人的药品如获得了批号信息，应填写该批次药品的失效日期/有效期至。

- 用法用量：包括给药途径、单次剂量和给药频次信息。例如，口服，5mg，每日 2 次。注意药品的剂型与用法是否相对应，药品的用量是否符合常规。
  给药途径：根据实际情况填写。对于非直接暴露于药品的情况，如哺乳暴露等，此处应填写具体暴露途径。
  单次剂量：填写每次用药剂量数值和单位。如果填写了剂量数值，剂量单位则必须填写。
  给药频次：填写每次用药时间间隔数值和单位。如果填写了频次，则必须填写频次单位。如已知药品的使用总量，但不明确药品使用的具体剂量和剂量间隔，则每次给药剂量和单位填写"总量"，可不填写给药频次。

- 用药起止日期：必填项。是指同一剂量药品开始和停止使用的时间。如果用药过程中改变剂量，应另行填写该剂量的用药起止时间，尽量按"×年×月×日×时×分—×年×月×日×时×分"格式填写，无法获知具体时刻时，应至少具体到日。如果无法获知准确的停药时间或患者未停药，用药截止日期可以填写不良反应发生时间。如具体用药起止时间不详，此处可填写"不详"，同时应填写"用药时间"。

- 用药时间：填写总的用药时间。适用于对具体用药起止时间不详，但可获知用药时间的情形。如用药起止日期有准确信息，应填写"用药起止日期"，可以不填写此项。此处填写的是总的用药时间，也包括所有间断或周期用药时间，间断或周期用药的详细信息可以在"不良反应过程描述"项下记录。

- 治疗疾病：必填项。填写使用药品治疗的适应证。例如，患者既往高血压病史，此次因肺部感染而注射氨苄青霉素引起不良反应，治疗疾病栏应填"肺部感染"；患者因脑梗死使用活血化瘀类中药进行治疗，治疗疾病应填"脑梗死"。推荐使用 MedDRA 编码。尽量避免使用"抗感染""抗病毒""清热解毒""活血化瘀""提高免疫力"等模糊描述。

- 是否存在以下情况：根据实际情况填写，可多选。
  假药：依据《中华人民共和国药品管理法》的定义进行判断。

用药过量：超过说明书推荐的给药剂量。

父源暴露：仅适用于妊娠报告，药品为父亲使用。

使用了超出有效期的药品：按照药品失效日期判断。

检测并合格的药品/检测并不合格的药品：如果患者使用的药品因不良反应进行了检测，应根据检测结果选择。

用药错误：临床使用中可以防范的导致患者发生潜在或直接损害的用药疏失，不包括滥用、超说明书使用、误用。

误用：患者或消费者出于治疗目的故意不遵医嘱或不按药品说明书使用药品。

滥用：出于非医疗目的反复、大量的使用具有依赖性的药品。

职业暴露：由于职业关系而暴露于药品，不包括在药品生产过程对相关活性成分的暴露。

超说明书使用：指医务人员出于治疗目的未按照药品说明书使用药品，主要包括适应证、给药途径、用法用量、用药人群等。

- ○ 对药物采取的措施：该项描述了因不良反应对药品采取的措施。应结合"用药起止日期"项内容填写。如果患者未停药，可按照实际情况选择2、3、4。当患者死亡或在不良反应发生之前已停药，则选择"9-不适用"。
- ○ 相关器械：可能与不良反应相关的器械信息，如注射器、输液器的名称、生产企业、批号等。

- ● 不良反应

如果患者出现了多个不良反应，应对怀疑药品与每一个不良反应分别填写1~10项信息。

- ○ 怀疑用药-不良反应术语：必填项。应使用MedDRA（LLT）或WHO-ART（IT）术语报告不良反应。如果同时有疾病诊断和相关症状，应将疾病诊断作为不良反应术语报告，相关症状可以在"不良反应过程描述"部分进行详细描述，如报告症状为皮疹、紫绀、血压下降、呼吸困难，诊断为过敏性休克，则不良反应术语为"过敏性休克"，而"皮疹、紫绀、血压下降、呼吸困难"症状在不良反应过程描述中列出；如果只有症状/体征，未能明确疾病诊断的情况，可以将每个症状/体征作为术语报告。详见MedDRA术语选择考虑要点。
- ○ 发生时间：必填项。填写不良反应发生时间或疾病明确诊断时间。如不良反应表现为检验检查异常，此处填写检查日期。对于出生缺陷，不良反应发生时间为患儿出生日期。对于早产或流产，不良反应的发生时间就是妊娠终止日期。

○ 结束时间：应结合不良反应结果综合考虑。如为死亡，则填写死亡时间；如为治愈或好转，填写治愈或好转时间；如有后遗症，则填写后遗症诊断时间。

○ 持续时间：如无法准确获知不良反应发生时间或截至报告时不良反应仍在持续，可以填写持续时间。

○ 严重性：必填项。需选择所有适用的严重性标准。不符合任何一项严重性标准时，选择非严重。严重性不是严重程度。比如头痛可以程度很重，但不是严重事件。严重性判断标准按照《个例药品不良反应收集和报告指导原则》。

○ 如果持有人和初始报告人对不良反应的严重性判断不一致时，此处填写持有人的评判。初始报告者评价可以在"不良反应过程描述"中说明。

○ 非预期：必填项。按照该药品在中国的获批说明书和（或）公司核心数据表（CCDS）进行判断。如果不良反应已有描述，但其发生的性质、程度、后果或者频率比现行说明书和（或）CCDS更严重或描述不一致，也应判断为非预期。

○ 停药或减量后，反应是否消失或减轻：必填项。请按实际情况填写。不良反应发生后，未停药或减量的情况，选择"不适用"；患者发生猝死，没有对药品采取措施，这种情况也可以选择"不适用"。

○ 再次使用可疑药品后是否再次出现同样反应：必填项。请按实际情况填写。未停药/减量的情况，或停药后未再次使用的情况，选择"不适用"；患者发生猝死，没有再次使用药品，这种情况也可以选择"不适用"。

○ 结果：必填项。填写不良反应的结果信息，而非原患疾病的结果。

治愈：指不良反应消失。

好转：不良反应明显减轻或缓解，在报告时尚未痊愈。

未好转：至报告时不良反应仍未减轻或缓解。

有后遗症：不良反应导致长期的或永久的生理机能障碍。后遗症临床表现应填写在"不良反应过程描述"部分。注意不应将恢复期或恢复阶段的某些症状视为后遗症。

死亡：指患者因该不良反应导致死亡。如果患者同时报告有多个不良反应，其中仅一个不良反应导致死亡，其他未导致死亡的不良反应的结果不应选择死亡。

○ 初始报告人评价/持有人评价：必填项。根据《个例药品不良反应收集和报告指导原则》进行关联性评判。若无确凿医学证据，原则上持有人不应降级初始报告人的关联性评价。对于自发报告，如报告者未提供关联性评价，报告的因果关系默认可能相关。

肯定：用药与不良反应的发生存在合理的时间关系；停药后反应消失或迅速减轻及好转（即去激发阳性）；再次用药不良反应再次出现（即再激发阳性），并可能明显加重；同时有文献资料佐证；并已排除原患疾病等其他混杂因素影响。

很可能：无重复用药史，余同"肯定"，或虽然有合并用药，但基本可排除合并用药导致不良反应发生的可能性。

可能：用药与反应发生时间关系密切，同时有文献资料佐证；但引发不良反应的药品不止一种，或不能排除原患疾病病情进展因素。

可能无关：不良反应与用药时间相关性不密切，临床表现与该药已知的不良反应不相吻合，原患疾病发展同样可能有类似的临床表现。

待评价：报表内容填写不齐全，等待补充后进行评价，或因果关系难以定论，缺乏文献资料佐证。

无法评价：报表缺项太多，因果关系难以定论，资料又无法补充。

○ 不良反应过程描述（包括发生场所、症状、体征、临床检验等）及处理情况：必填项。用于详细描述不良反应发生和处理情况，填写应尽量体现出以下信息：不良反应发生的时间；采取措施干预不良反应的时间；不良反应结束的时间。

第一次药品不良反应出现时的相关症状、体征和相关检验检查结果；药品不良反应动态变化的相关症状、体征和相关检验检查结果；发生药品不良反应后采取的干预措施及结果。

不良反应的表现填写时要尽可能明确、具体。如为过敏性皮疹，要填写皮疹的类型、性质、部位、面积大小等；如为心律失常，要填写何种心律失常；如为上消化道出血，有呕血者应尽量估计呕血量的多少等；严重病例应注意生命体征指标（体温、血压、脉搏、呼吸）的记录。

与可疑不良反应有关的辅助检查结果要尽可能填写。如怀疑某药引起血小板减少症，应填写患者用药前的血小板计数情况及用药后的变化情况；如怀疑某药引起药物性肝损害，应填写用药前后的肝功变化情况，同时要填写肝炎病毒学检验结果，所有检查要注明检查日期。如果某项实验室检查的结果是量化指标，应在"相关实验室检查信息"中详细填写。

○ 死亡相关信息：包括死亡时间、直接死因、是否尸检、尸检结果。直接死因参考 MedDRA 或 ICD，尸检结果以尸检报告为准。

○ 相关实验室检查信息：此处填写用来诊断或确定不良反应的实验室检查信息，包括那些用于排除诊断的检查信息（例如针对疑似药物性肝损害进行的感染性肝炎的血清学检查）。检查项目推荐使用 MedDRA 编码。

- 妊娠报告有关信息

当报告患者为有出生缺陷的患儿时，这种出生缺陷可能与父/母使用药品有关，填写父/母信息。当报告患者为出现胎儿畸形、死胎、早产、流产等不良妊娠结局的孕妇时，若怀疑与配偶用药有关，填写配偶信息。

○ 父/母姓名：尽可能填写真实全名。如无法获得全名，则尽量填写可识别的相关信息（如姓名拼音缩写或姓氏）；如果无法获得患姓名信息，填写"不详"，如相关法规不允许或患者拒绝给监管机构提供相关信息，填写"隐藏"。

○ 性别：填写男、女或不详。

○ 出生日期/年龄：出生日期填写格式为年/月/日。如出生日期不详，也可填写不良反应发生时的年龄。

○ 身高：单位为厘米。如果不知道准确的身高，请做一个最佳的估计。

○ 体重：单位为千克（公斤）。如果不知道准确的体重，请做一个最佳的估计。

○ 末次月经时间：末次月经开始时间。此处只适用于母亲。

○ 妊娠相关描述项：可报告既往妊娠史，本次妊娠单胎、多胎、妊娠结局、生产方式、胎儿结局等。此处只适用于母亲。

○ 相关疾病信息：此处提供与出生缺陷或不良妊娠结局有关的父/母相关疾病信息，导致不良妊娠结局的风险因素，如高血压、糖尿病、癫痫、甲状腺疾病、哮喘、过敏性疾病、心脏病、抑郁或其他精神疾病、性传播疾病、肝炎、艾滋病等。

○ 既往用药史：填写妊娠期间除怀疑药品和合并用药外的其他用药信息。具体填写原则参考前面怀疑用药/合并用药部分。

- 报告人信息

○ 初始报告人姓名：必填项。指首次报告该不良反应的人员。尽可能填写真实全名。如无法获得全名，则尽量填写可识别的相关信息（如姓名拼音缩写或姓氏）；如果无法获得姓名信息，填写"不详"；如相关法规不允许提供相关信息，填写"隐藏"。

- ○ 职业：必填项。按实际情况勾选。
- ○ 所在单位、联系电话、电子邮箱：根据实际情况填写。
- ○ 事件发生国家/地区：必填项。指不良反应发生的国家或地区。
- ○ 首次获知时间：必填项。首次获知时间为持有人首次获知包含四个基本要素（可识别的患者、可识别的报告者、怀疑药品、不良反应）的不良反应报告的日期，即第 0 天。
- ○ 企业病例编码：必填项。企业内部数据库分配编码，应确保是同一病例的唯一标识。
- ○ 最近一次获知时间（仅适用于跟踪报告）：必填项。持有人获知最近一次跟踪信息的日期。
- ○ 上市许可持有人名称：必填项。为提交本份报表的药品上市许可持有人名称。
- ○ 联系人、电话、地址：必填项。提供本份报表填写人的相关信息。

- 备注

对于其他不适用于在上述表格中填写，但需补充的内容可填于备注。对于分别报告了患儿和母亲的不良反应报告，相关编码请填写至备注。对于境内监管部门向持有人反馈的药品不良反应报告，已有的反馈信息会自动映射到相应的位置，在录入过程中，应检查反馈数据并对相应字段进行更新，包括对填写明显错误项（如商品名拼写、剂型的填写、是否有超适应证用药等）进行修改并在备注中加以说明；对已有的医学术语重新编码规整。

数据录入完成后，将报告暂存，通知质量审核员进行审核。

对于境外报告，如果通过行列表报告，需填写境外发生的不良反应/事件报告表。该表可通过安全性数据库设置直接按照相应格式进行导出，如果导出的是英文数据，应进行翻译并做好翻译校对；也可进行手动填写。填写完成后，发送给质量审核员进行审核。

b. 随访报告

个例报告的随访报告，在直报系统中查询到首次报告后，通过【跟踪报告】模块进入跟踪报告在线填报页面，对需要更新的字段、编码、描述等进行依次更新，完成跟踪报告。各字段录入标准同首次报告。根据收到的随访信息，报告的类别可能发生变化，如非严重报告变为严重报告，随访报告应按变化后的报告类别时限提交。

行列表报告的随访报告，应填写新的行列表进行报告。

随访报告数据录入完成后，发送给质量审核员进行审核。

B. 质量审核

质量审核员根据报告的优先级和截止日期，在规定的时限内对录入的报告内容的完整性、准确性等进行质量检查。质量审核建议考虑以下几方面要点：

- 各字段信息是否有缺失、是否正确。
- 编码和医学评估是否准确。
- 确保描述内容在医学上合理、清晰、按时间顺序排列，且无语法、印刷或事实错误。
- 需要上传的附件已上传（如文献报告）。

质量审核员应对报告中的错误或缺失信息进行更新。如果需要进行大量的数据更正/更新，可以将报告返回给数据录入工作流程状态，由相关人员进行更正/更新。

质量审核员应根据公司内部的审核标准对发现项做好记录，便于后期进行质量管理。

C. 提交

个例报告经过质量审核后，点击"提交"键进行提交。注意提交时系统会自动提示执行数据必填项和逻辑检查，需按照提示逐条修改直至成功提交。提交成功后，在线打印并保存提交的报告，作为提交记录进行后续存档。死亡报告还应在规定时限内依据当地监管部门的要求提交死亡调查报告。

行列表报告经过质量审核后，进入直报系统的【其他（PSUR/群体/境外）】项下【境外 ADR 报告管理】，进入【报告表新增】项下，选择相应的产品信息后，批量导入不良反应/事件报告表。提交成功后，查询提交的报告截屏并保存，作为提交记录进行后续存档。

D. 存档、反馈监测与处理

存档、反馈监测与处理内容详见后续章节。

根据与商业合作伙伴不同的合作形式和药物警戒协议的具体约定，通常会由一方持有全球范围内的安全性数据库，通常由这一方进行报告处理和评估。报告生成后，由申办方或持有人承担所在国家或地区向监管部门提交的责任。由于报告生成方和报告提交方可能不是同一方，这时就需要与合作伙伴进行数据交换。双方在合作意向确定时，就需要对数据交换时间、格式、语言、传输方式和向监管部门提交的时间、方式等进行约定。

与合作伙伴提交时间的约定需要为监管机构提交预留足够的时间，如需翻译，还应考虑翻译的时间，格式可直接采用监管部门要求的格式。与合作伙伴传输报告的方式常见的有电子邮件和 Gateway。通过电子邮件提交，应注意约定好邮件地址并要求接收方及时发送回执，双方应定期做好核对。通过 Gateway 提交，应预先进行测试，提交过程中应注意监测是否传输成功，并约定好 Gateway 传输不成功情况下的备选方案。

4.2.3.6 直报系统提交后存档

应对所有报告的提交日期做好记录，并按照公司内部流程在规定时限内录入到安全性数据库中。源文件（包括翻译文件）、提交的报告、提交记录等记录和数据应存放到指定位置，应当采取特定的措施，确保记录和数据的安全性和保密性。《规范》要求："药物警戒记录和数据至少保存至药品注册证书注销后十年，并应当采取有效措施防止记录和数据在保存期间损毁、丢失。"

4.2.3.7 直报系统提交后收到反馈处理

监管机构的反馈途径通常有电话和邮箱。应确保在监管机构登记的提交联系人联系方式通畅。上市后报告的反馈还可通过直报系统接收到，因此，应定期监测直报系统中监管机构对递交报告的评价意见。无论以哪一种方式收到反馈，都应做好记录，并采取相应措施，对所有问询进行跟踪和存档。

对于涉及商业合作伙伴的报告，应与商业合作伙伴约定好如何回复监管机构的问询。通常，接收到问询的一方为承担提交的一方。如果报告处理评估方和提交方是不同方，需要两方合作解决问询，对回复达成一致后，由提交方回复监管机构，并及时向另一方分享回复进程及有无进一步反馈。

案例一

该报告是上市后自发报告，事件发生国家为中国，获知日期为 2020 年 7 月 7 日，报告者为 ××× 三甲医院医生，报告为首次报告。

（1）案例描述

患者（姓名不详）男，年龄 67 岁，身高不详，体重 57 千克。患者有高血压病史。患者因胆囊癌（未获批适应证）于 2020 年 5 月 30 日开始用药物 A 治疗（80mg/次，口服，一天一次），无其他合用药。患者于 2020 年 6 月 2 日出现发烧的情况，最高体温 39.0℃。患者于 2020 年 6 月 2 日暂时停用药物 A。患者在家使用抗生素（具体药物不详）治疗 1 周，目前体温有所恢复，但仍比平时体温要高一点。医生未明确发烧是否与服用药物 A 有关，视患者体温恢复情况计划重新开始用药时间。

公司评价：非严重、预期、可能有关。

安全性数据库报告编号：MCN-2020-001188

（2）数据录入

登录直报系统，点击【在线填报】项下的【首次报告】，逐项进行录入。

● 患者信息

◇ 患者姓名：选择"屏蔽的"。

◇ 性别：选择"男"。

◇ 出生日期：选择"屏蔽的"。

◇ 年龄：填写 67 岁。

◇ 国家/地区：填写"中国内地"。

◇ 民族/种族：留空。

◇ 身高：留空。

◇ 体重：填写"57 千克"。

◇ 联系电话：留空。

◇ 医疗机构/经营企业名称：填写"×××三甲医院"。

◇ 病历号/门诊号：填写"不详"。

◇ 既往药品不良反应及药物过敏史：填写"不详"。

◇ 相关重要信息：

　　吸烟：选择"不详"。

　　饮酒：选择"不详"。

　　其他过敏史：选择"不详"。

　　其他（如肝病史、肾病史、家族史）：选择"不详"。

◇ 患者疾病信息：填写"胆囊癌""高血压"。注意正确编码。

● 怀疑用药

◇ 批准文号：填写药品 A 最近一次批准证明文件上的药品批准文号。

◇ 商品名：根据药品 A 实际情况填写。

◇ 通用名称：根据药品 A 实际情况填写。

◇ 剂型：根据药品 A 实际情况填写。

◇ 规格：根据药品 A 实际情况填写。

◇ 上市许可持有人/生产企业：根据药品 A 实际情况填写。

◇ 批号：填写"不详"。

◇ 失效日期/有效期至：留空。

◇ 用法用量：

给药途径：填写"口服"。

单次剂量：填写"80mg"。

给药频次：填写"80mg 每天"。

◇ 用药起止日期：填写"2020 年 5 月 30 日~2020 年 6 月 2 日"。

◇ 用药时间：已填写"用药起止日期"，可以不填写此项。

◇ 治疗疾病："胆囊癌"。注意正确编码。

◇ 是否存在以下情况：

假药：不选。

用药过量：不选。

父源暴露：不选。

使用了超出有效期的药品：不选。

检测并合格的药品/检测并不合格的药品：不选。

用药错误：不选。

误用：不选。

滥用：不选。

职业暴露：不选。

超说明书使用：选择。

◇ 对药物采取的措施：选择"停止用药"。

◇ 相关器械：留空。

● 合并用药

因患者无其他合并用药，此栏无需填写。

● 不良反应

如果患者出现了多个不良反应，应对怀疑药品与每一个不良反应分别填写前 10 项信息。

◇ 不良反应术语："发烧"。注意正确编码。

◇ 发生时间：填写"2020 年 6 月 2 日"。

◇ 结束时间：留空。

◇ 持续时间：留空。

◇ 严重性：选择"非严重"。

◇ 非预期：选择"否"。

◇ 停药或减量后，反应是否消失或减轻：选择"是"。

◇ 再次使用可疑药品后是否再次出现同样反应：选择"不适用"。

◇ 结果：选择"好转"。

◇ 初始报告人评价/上市许可持有人评价：选择"可能"。

◇ 不良反应过程描述：

"×××公司编码 MCN-2020-001188，是 ×××公司于 2020 年 7 月 7 日收到的来自中国的自发报告，详细内容如下：

患者，男，67 岁，其疾病信息：胆囊癌，高血压。患者接受药物 A 治疗胆囊癌时出现发热不良事件。患者自 2020 年 5 月 30 日开始使用药物 A，用法用量 80mg/天，口服，批号不详。用药后患者于 2020 年 6 月 2 日出现发烧，最高体温 39.0℃。患者在家使用抗生素（具体药物不详）治疗 1 周，目前体温有所恢复，但仍比平时体温要高一点。无其他合并用药。

怀疑药品 A 于 2020 年 6 月 2 日暂停用药，将视患者体温恢复情况计划重新开始用药时间。

不良事件发热结果为好转。

报告者评价：报告者未明确不良事件发热与药品 A 的关联性评价。

公司评价：发热是药品 A 说明书中已列出的不良反应。公司认为发热与怀疑药品 A 可能有关。该报告为非严重报告。已要求提供更多信息，如果收到，将更新报告。"

◇ 死亡相关信息：留空。

◇ 相关实验室检查信息：填写"体温""39.0℃"。注意正确编码。

● 妊娠报告有关信息

留空。

● 报告人信息

◇ 初始报告人姓名：选择"隐藏"。

◇ 职业：选择"医生"。

◇ 所在单位、联系电话、电子邮箱：根据实际情况填写。

◇ 事件发生国家/地区：填写"中国内地"。

◇ 首次获知时间：填写"2020 年 7 月 7 日"。

◇ 企业病例编码：填写"MCN-2020-001188"。

◇ 最近一次获知时间（仅适用于跟踪报告）：首次报告无需填写。

◇ 上市许可持有人名称：根据实际情况填写。

◇ 联系人、电话、地址：根据实际情况填写提交人或不良反应监测联系人的联系方式。

● 备注

填写："对药物 A 采取的措施为暂停用药。初始报告人未提供不良事件与药物 A 关联性评价，系统选择'可能'。"

数据录入完成后，点击"保存"按钮，并通知质量审核员进行审核。

（3）质量审核

质量审核员登陆到直报系统后，点击【在线填报】项下【暂存报告管理】，找到并打开需要审核的报告进行质量审核和修改，或返回给录入人员进行修改，并对审核结果做好记录。

（4）提交与存档

质量审核及相应修改完成后，点击"提交"。提交成功后，在【报告查询】项下，找到提交完成的报告，点击"查看"，在线打印并进行存档，同时在安全性数据库中更新提交状态、录入提交时间。

案例二

根据《规范》第五十一条，境外发生的严重不良反应，持有人应当按照个例药品不良反应报告的要求提交。因药品不良反应原因被境外药品监督管理部门要求暂停销售、使用或撤市的，持有人应当在获知相关信息后 24 小时内报告国家药品监督管理部门和药品不良反应监测机构。

进口药品在境外发生不良反应/事件，需要填写"进口药品在境外发生的不良反应/事件报告表"，然后以行列表或者个例报告的方式提交国家药品不良反应监测中心。

（1）案例描述

此报告为一例自发报告的随访报告，来自美国，患者为一名 59 岁的白人女性。患者相关病史包括胆囊切除术、子宫切除术、骨质疏松症、憩室炎。患者使用药物 A 后于 2021 年 9 月 14 日出现慢性硬膜下血肿，并于 2021 年 9 月 14 日至 2021 年 10 月 04 日住院。该事件被评估为危及生命。

脑部电脑断层扫描显示慢性硬膜下血肿。由于该事件，药物 A 被暂停。A 中断后不良事件缓解，是否再次用药信息未知。公司评估硬膜下血肿事件被认为与药物 A 有关，与患者主治医师评估一致，因为去激发是阳性的，这是药物 A 的预期事件。

（2）报告方式

行列表形式提交境外不良反应可选择单条添加和批量导入。

如选择单条添加的方式，进入直报系统，在"境外 ADR 报告管理"模块点击【报告表新增】，弹跳框中选择【单条添加】，然后根据系统信息逐项添加所需信息。添加完毕确认无误提交即可。

如选择批量导入的方式，首先根据案例信息填写"进口药品在境外发生的不良反应/事件报告表"（图 4-1）。每个病例一行，比如案例报告中患者发生了慢性硬膜下血肿，则以此填写一行。如果一个病例存在多个不良反应，则需填写多行，每个不良反应一行。病例编号为企业的病例编号；不良反应结果可以根据病历情况痊愈、好转、未好转、有后遗症、死亡、不详；报告来源可以时自发报告、研究和文献。当病例中涉及的日期为"不详"或"空白"时，请将日期填写为"1900-1-1"。病例编号长度不能超过 60 个字节，不良反应名称不能超过 400 字节，不良反应结果不能超过 200 字节。用法用量不能超过 80 字节，用药原因不能超过 60 字节，性别不能超过 10 个字节。企业系统支持的情况下，可以通过安全信数据库直接按"进口药品在境外发生的不良反应/事件报告表"的要求数据导出完整的表格，企业可以定期导出，根据需要安排翻译和校对，最后进行递交。

进口药品在境外发生的不良反应/事件报告表

病例编号	不良反应/事件名称	不良反应/事件发生时间	不良反应结果	用药开始时间	用药结束时间	用法用量	用药原因	性别	年龄	初始/跟踪报告	报告来源	来源国家	国内接收日期	备注
1	慢性硬膜下血肿	2021年9月14日	痊愈	2021年3月16日		未知	未知	华氏巨球蛋白血症	女性	59岁	跟踪报告	研究	美国	2021年10月29日	无
2														
3														

备注：病例编号：本单位的病例编号；不良反应结果：痊愈、好转、未好转、有后遗症、死亡、不详；报告来源：自发报告、研究、文献
单位名称：   联系人：   联系电话：
填写说明：1、每个病例一行。如果一个病例存在多个不良反应，则需填写多行，每个不良反应一行。
    2、当病例中涉及的日期为'不详'或'空白'时，请将日期填写为'1900-1-1'。
    3、病例编号长度不能超过60个字节，不良反应名称不能超过400字节，不良反应结果不能超过200字节。
     用法用量不能超过80字节，用药原因不能超过60字节，性别不能超过10个字节。

图 4-1　填写进口药品在境外发生的不良反应/事件报告表

把一定期间内的报告汇总完成填写"进口药品在境外发生的不良反应/事件报告表"后，对表格信息进行质量检查确保信息无误。

接下来在直报系统中"境外 ADR 报告管理"模块，点击【报告表新增】，然后点击【批量导入】选项。完善商品名称、报告单位和产品等其他栏目信息，确定无误后提交。

行列表报告提交完毕后，进入"报告表检索"模块，输入商品名称、报告单位信息和时间区间等信息，对已提交的报告进行检索。

系统出现提交信息后，国家中心接受日期栏下选择提交的日期，再次确认提交的报告的准确性，然后截图保存。

（张轶菁　张　力）

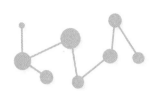

5 个例药品不良反应的随访和调查

5.1 个例药品不良反应的随访

5.1.1 背景和法规要求

个例不良反应报告是药品安全信号检测的数据基础，数据质量对科学评价潜在的药品风险有巨大影响。个例不良反应报告的质量可以从信息的完整度、内容的合理性和一致性、对完成医学评估的可用程度及有效性等角度来判断。

对于上市后药品，一份有效的不良反应报告至少应包括：可识别的患者、可识别的报告者、怀疑药品和不良反应；同时，还需要考虑第一接收人首次获知不良反应信息的时间（第 0 天）、该报告是否符合严重不良事件的标准以及以正确计算向药品监管部门提交报告的时限。

但最初接收到个例报告的信息可能并不完整，信息的真实性、内容的合理性及准确性有待确认；在处理和评价这些个例报告的过程中也经常发现数据存在各种问题，例如，不良反应过程描述和其他字段之间的不一致、一些关键信息的缺失从而影响对不良事件的医学评估或药品因果关系的评价；此外，对一些特定的医学事件需要进行额外监测，包括妊娠期药物暴露、导致死亡结局的事件或者特别关注的事件等。

因此持有人应主动对报告人进行随访，获取科学评估这些病例的重要详细补充信息。收到涉及新的疑似不良反应、新增或更改的可疑产品、因果关系评价的变更，以及对医学评估有影响的重要新信息，持有人应该向药品监管部门提交跟踪报告。

我国法规对持有人进行随访和报告提出了具体的要求：

第四十二条 持有人应当对收集到信息的真实性和准确性进行评估。当信息存疑时，应当核实。持有人应当对严重药品不良反应报告、非预期不良反应报告中缺失的信息进行随访。随访应当在不延误首次报告的前提下尽快完成。如随访信息无法在首次报告时限内获得，可先提交首次报告，再提交跟踪报告。

2018 年发布的《个例药品不良反应收集和报告指导原则》3.1 部分提出：如果四要素不全，视为无效报告，应补充后再报。并在第 7 部分对个例药品不良反应的随访和调查进行了详细的描述。

2019 年 11 月 22 日发布的《个例安全性报告 E2B（R3）区域实施指南》对于持有人向药监部门递交上市前、后符合 ICH E2B（R3）要求的个例安全性报告的数据元素、元素编码规则、元素间逻辑校验关系以及传输标准制定了详细的规定。

同时，随访报告还应遵循以下法规或指南中涉及的相关要求：《药品记录与数据管理要求（试行）》（2020 年第 74 号）；ICH《E2A：临床安全数据的管理：快速报告的定义和标准》《E2D：上市后安全数据的管理：快速报告的定义和标准》《M1：监管活动医学词典（MedDRA）》以及《药品上市许可持有人 MedDRA 编码指南》等。

5.1.2 制定随访流程的考虑因素

对病例的随访应尽快进行，以避免因时间过长而无法获取相关信息。进行随访时应采用最佳方式确保收集到缺失的资料和必要信息，同时考虑对报告人或信息提供方的适度联系，避免重复要求已经在初始报告中提供过的信息，或要求报告人完成大量的调查问卷从而造成对不良反应报告的抵触心理。接收到有关病例的任何更新信息时，持有人应该识别需要作为随访报告的更新内容，按照法规要求的时限及时上报。

制定适宜的随访流程需考虑以下因素：

A. 报告来源：个例报告信息来源多样化，报告者的身份也各有不同，需针对不同报告者和信息来源采用适宜的联系方式有效获得随访信息。例如来源于医务工作人员的报告信息经由企业内部人员转发，如内部人员和初始报告人之间有较多沟通合作的机会，通过该内部人员的协助获得随访信息的概率较高，则可以考虑采用这种间接随访的方式；如果该人员与初始报告人之间并不熟悉，由药物警戒部门通过报告中提供的联系方式直接联系初始报告人反而更专业更易获得所需信息。

B. 有效的随访方式：包括电话、电子邮件或信函、现场访视等方式。应结合报告来源并考虑实际情况采用有效的方式进行随访。例如学术文献中通常会提供通讯作者的邮箱，以邮件方式联系作者最常见也最容易实施，但在需要的情况下可能通过作者（通常是医务工作者）提供的工作单位和科室等信息以其他方式进行随访反而可以直接联系到作者。

C. 不良事件的性质：虽然所有不良反应报告都是药品安全信息的数据基础，但严重的或新的不良反应病例以及预定义的特别关注事件或重要医学事件对于检测新信号或识别特定药品风险因素具有更重要的意义。因此建议对随访的优先级进行排序，比如严重报告优先于非严重报告、死亡报告优先于其他非死亡严重报告。《个例药品不良反应收集和报告指导原则》中提出随访的优先顺序为："①新的且严重不良反应病例；②其他严重不良反应病例；③新的且非严重不良反应病例。除此之外，一些具有特殊重要性的病例报告，如管理部门要求关注的，以及可能导致说明书修订的任何病例，也应作为优先随访的对象。"

D. 随访的频次和时限：可根据事件的严重性、预期性、特殊性、报告来源和已有信息的完整程度，并且结合终止随访的条件，设置合理的随访频次和时限。此外还需要考虑对无效报告设置合理的随访频次和随访时限。

E. 随访的内容、记录和存档：随访内容由信息的缺失程度来决定，因为不良反应性质的不同，对报告进行科学的因果关系评估所需的信息可能差别很大，预先设置的随访问题列表或记录模板可以确保合理记录和保存信息。

从记录要求来说，应记录所有随访，包括为随访所做的各种尝试，例如，持有人曾拨打过报告人的电话以尝试获得随访信息，但报告人未接电话。虽然未获得相关信息，但这次随访的日期、时间和过程应被记录和保存。

随访记录和报告应和首次报告一样，符合药物警戒质量管理原则以及企业内部质量管理体系要求，药物警戒记录和数据至少保存至药品注册证注销后十年，并应当采取有效措施防止记录和数据在保存期间损毁、丢失。

F. 个人信息或数据保护：在个人隐私或数据保护法的要求下收集并保留患者和报告者的足够详细的资料。

5.1.3 随访的类型

个例不良反应报告流程中通常会涉及：信息接收→数据处理和录入（包括信息查重）→医学审查→质量检查→生成药品不良反应报告→递交药品监管部门等一系列步骤。每个步骤中都有可能产生数据质疑，需及时随访获得必要信息以保证向药品监管部门上报的时效性和质量。

可以根据执行随访的不同时间点分为"快速随访"和"标准随访"。这种分类并非法规特定要求,而是为了方便描述在不同时间点执行随访的做法。快速随访通常是在信息接收步骤,可以理解为药物警戒部门或相关人员执行初步审核后,对信息的真实性和准确性存疑,或报告内容存在关键信息不全、逻辑混乱等问题而无法明确判断是否符合有效报告的标准而进行快速确认的过程。标准随访通常在后续步骤中发生,不论在数据处理和录入的过程中或已经生成药品不良反应报告,只要数据中仍然存疑,应按规程随访以进一步收集更全面的信息,直至符合终止随访的标准。

5.1.3.1 快速随访

在《个例药品不良反应收集和报告指导原则》3.1 部分提出:如果四要素不全,视为无效报告,应补充后再报。快速随访是接收到首次不良反应报告后,在很短时间内联系报告人对关键缺失项或存疑项进行随访,以获得至少满足最低报告要求的四要素或支持正确判断药监部门上报时限的重要信息,从而能够按照内部流程和时限继续处理这份报告。

需要快速随访的典型情况包括:

A. 报告中只提供非常概括或者未详细说明的不良事件。如报告人仅提到"这个药有副作用""我吃了你们的药,现在住院了"等未明确的信息,或医务人员向企业咨询"你们的 A 产品是否会引起消化道出血?",这个询问提示了临床有实际案例的潜在可能性,但由于问话中并未提及患者信息,仍需进一步说明或澄清具体情况。

B. 提及一个或者多个患者,但是未报告患者具体的识别信息。例如报告中描述了"有 3 名患者服用(持有人的)B 药品后出现皮疹",此时应该进一步询问,获得这 3 名患者的个人识别信息来完成单个个例不良反应报告。学术文献中经常出现不良反应病例系列,例如"未知数量的患者出现孕期暴露"或"在 93 名患者中,其中 36 名(39%)患者出现不同的不良反应",《个例药品不良反应收集和报告指导原则》提及"文献中报告的个例不良反应,持有人认为有价值的,在必要时可进行随访,以获取更全面的信息",对于这种不良反应病例系列(明确多例患者数量)的情况,持有人应定义需要随访的事件,比如文献中提到的事件符合严重不良反应或特定的医学事件,根据随访规程进行随访。

另一个情况是从互联网及其他社交媒体平台来源的报告者以网络名称出现,例如,注册名为"abcd"的用户在某网络的健康板块中提问:服用 C 药后总是失眠怎么办?这种情况需要持有人首先验证该报告存在一个真实的报告人,而非互联网或社交媒体平台自动生成或是虚拟的信息,比如确认报告人提供了一个联系电话或有效格式的电子邮件地址，可以通过这些方式进行随访确认用药患者的具体信息。

C. 未明确是否使用本持有人的产品。常见情况包括：报告中提及了一个药品的通用名但没有明确其商品名或持有人信息，而该药品和持有人已注册的药品包含相同活性成分且剂型相同。

《规范》中明确规定了持有人是药品安全责任的主体，常规来说如果确定非本持有人产品的，无需向监管部门报告，但在不能确定是否为本持有人产品的情况下，即使不作为个例不良反应报告至监管部门，仍然需要把该信息纳入到定期安全性更新报告中进行分析。所以产品的具体情况会导致不同的报告处理方式和报告时限，是需要进一步明确的随访内容。

D. 内部员工传递了个例报告信息，但未提供初始报告者的详细信息，比如报告者的类型和联系方式。内部员工，尤其是市场或销售部员工有较多机会接触临床医务工作者，不良反应信息大多是由医务工作人员提供，市场或销售部员工只是协助转发给药物警戒部门，在这种情况下需区分"初始报告人"与"第一接收人"，应尽量获得初始报告人的身份及详细信息，以便于对报告来源正确分类以及保障后续有效的随访。

E. 除了获得以上满足一份有效不良反应报告的必要信息之外，还需要明确持有人或其委托方的第一接收人获知报告信息的具体日期。如公司的销售人员作为公司内部第一个获知该报告信息的人员，应该了解他本人从初始报告人处获得该信息的日期，以这个日期作为第 0 天计算向监管部门递交报告的时限，因此不可或缺。

5.1.3.2 标准随访

标准随访是在处理数据和生成报告的过程中发现缺失或存疑信息，以及持有人可能会根据产品安全特性制定的对特别关注事件或重要医学事件的随访。除了有效报告的四要素，为满足向监管部门报告或进行数据传输的必要数据元素，包括澄清元素间逻辑关系等要求，标准随访还可能包含进行不良反应医学评估所需的详细信息，包括用于鉴别诊断、排除事件是否与现存疾病或既往病史相关、怀疑药品和合并药品的用药信息以及是否还存在其他可疑因素等。

包括以下信息缺失或需要数据澄清的情况：

A. 基本信息。包括但不限于有效报告的基本四要素，如报告来源等。例如，E2B报告格式中规定 C.1.CN.1 "报告来源"是必填项，因此必须获得明确的报告来源，并且需要和 E2B（R3）格式提供的 8 个允许值来相匹配；又如 C.1.CN.2 报告分类为"上市前境内报告、上市后境内报告、上市前境外报告、上市后境外报告"，如果获知的信息无法生成匹配的数据元素，则需要进行随访澄清数据。

B. 怀疑药品相关的信息。包括用药起止时间、剂量、用药途径、批次等具体信息，以及合并用药等。

C. 医学相关的信息。任何从药物警戒角度来看具有高度重要性的医学事件，或高药物归因的风险。例如对直接口服抗凝药物（DOAC）的出血事件追问肌酸酐、肌酐清除率及肾小球滤过率的实验室检查结果，是考虑肾功能不全的患者使用 DOAC 药物会增加其暴露量从而增加出血风险，因此了解肾功能检查的结果可以帮助判断药物和不良事件及患者基础情况之间的关联性。

D. 对特别关注事件或医学事件的随访。例如，对恶性肿瘤/肿瘤事件的随访，或者对妊娠暴露病例的随访。

E. 其他情况下的随访。例如，在持有人直报系统里提交个例不良反应报告后药品监管部门提出数据质疑，因此需要对报告人进行随访以获得所需信息回复监管部门。此外对死亡病例需要进行调查，完成死亡病例调查报告，具体内容参见本书 5.2 部分。

5.1.4 随访时限和频率

按当前法规要求，上市后药品境内严重不良反应尽快报告，不迟于获知信息后的 15 日，其他不良反应是 30 个日历日，此外在《个例药品不良反应收集和报告指导原则》第 7.1 部分中提出："个例药品不良反应的随访和调查随访应在不延误首次报告的前提下尽快完成。如随访结果无法在首次报告时限内获得，应先将首次报告提交至监管部门，再提交随访信息。"不论快速随访或标准随访，应在发现信息缺失或存疑时尽快执行，避免延误首次报告也避免报告人因时间过长无法提供真实、有效的信息。同时企业应考虑处理一份报告所需的流程及时间，参考法规要求的上报时限来合理规定随访的时限和频率。

5.1.4.1 快速随访的时限和频次

快速随访通常指立即与报告人确认最少必要信息，为了不延误首次报告，应在较短时间内完成，建议在发现信息缺失或存疑时即刻或 1 个工作日内进行随访，并根据随访的结果完成数据处理和上报。

假如通过快速随访获得满足上报最低要求的四要素信息，应以获得该随访信息的日期为第 0 天；如通过快速随访仍未获得所需信息，还是无法构成一个有效报告，应进入无效报告处理流程。对于无效报告，目前没有特别具体的法规要求，建议持有人根据报告情况和内部要求合理设置对无效报告的随访频次和时限，例如在快速随访后的 1 个月内或 15 天内至少再进行一次随访尝试。如果仍无法获得有效信息，这样的做法至少满足两次随访的要求。

5.1.4.2 标准随访的时限和频次

根据《个例药品不良反应收集和报告指导原则》第 7.1 部分：持有人应对严重报告中缺失的信息进行随访，非严重报告中怀疑可能是严重病例，或为新的不良反应的，缺失信息也应尽量随访。随访的优先顺序为：①新的且严重不良反应病例；②其他严重不良反应病例；③新的且非严重不良反应病例。一些具有特殊重要性的病例报告，如管理部门要求关注的，以及可能导致说明书修订的任何病例，也应作为优先随访的对象。

标准随访应在发现信息缺失或存疑时尽快执行，并根据报告的优先顺序制定随访时限和频次。建议对于优先顺序①和②的病例，在 15 天内至少执行一次随访尝试，其他级别的病例可设置为在 30 天内完成随访尝试。以此类推，直至满足终止随访条件，关闭该报告（具体时限和频次可按企业情况设置）。

如随访结果无法在首次报告时限内获得，应先将首次报告提交至监管部门，获得随访信息后以跟踪报告的形式再提交至药监部门。

对于妊娠报告，通常应持续随访到获得妊娠结局，比如婴儿出生或妊娠中止。建议在初次随访时与报告人约定后续随访时间，以合理的频次和报告人保持联系。

5.1.5 随访方式

5.1.5.1 电话

电话是最直接的随访方式，持有人应制定电话随访流程，设计好沟通话术和随访记录表格，对随访人员进行培训使其能准确熟练地记录相关的药品安全性信息，随访完成后保存相关记录。

> **案 例**
>
> 参考话术：××或××医生您好，我是×××公司药物警戒部门的工作人员。您在×月×日向我司××（部门/个人）提及用 A 药后出现的×××××不适情况，感谢您提供信息，我们还有一些问题想跟您进一步确认，您是否可以告知如下信息×××××？如果现在时间不合适，请告知您方便的时间我再联系您。谢谢。

注意事项：如果电话沟通过程会录音，需要提醒对方，在对方接受的情况下才能进行录音。

5.1.5.2 电子邮件、传真或信函

电子邮件或信函方式多用于报告人未提供直接联系方式，比如学术文献报告中的通讯作者的联系方式。持有人应对发出的邮件或信函进行登记和追踪，例如，保存对方电子邮件的自动回复，或记录信函发出日期并保存邮寄记录。随访完成后保存相关沟通记录。

注意事项：随着个人隐私保护和数据信息保护相关法规的颁布，建议持有人充分考虑各个层面的合规性，对通过邮件传输的数据信息采取保护措施。具体参见本书 2.3.3 部分。

5.1.5.3 现场访视

特定情况下可能需要对报告人进行现场访视，比如进行死亡病例或群体严重不良反应调查。建议访视前先征得受访个人或单位的许可，做好充足准备，通过充分和良好的沟通获得所需信息，做好记录。如需复印相关资料应获得受访人或受访单位的许可。

通过公司业务人员对报告人进行现场访视也是一种常见的随访形式，药物警戒部门人员应和业务人员充分沟通所需随访的内容，约定信息记录方式，比如可以提供一份随访问卷表，列出相关问题，由报告人填写或由业务人员协助完成填写。需提醒业务人员在获得随访信息后及时提交至药物警戒部门。

5.1.5.4 其他方式

如扫码填写调查问卷等，在新科技的支持之下，药物警戒活动也可以采用创新方式完成。如利用电子平台收集随访信息需要注意该电子平台的有效性和稳定性、数据传输的及时性、安全性及完整性。

5.1.6 随访内容

ICH E2B 已对个例报告数据元素提出详尽的要求，随访主要围绕这些要求对报告中缺失的基本信息和评估因果关系的关键信息来执行。

A. 对于非严重且预期的不良反应：没有强制的随访要求，但如果以下信息缺失或数据存疑时应随访，可参见本书 5.1.3 部分。

◇ 有效不良反应报告的四要素：可识别的患者、可识别的报告者、怀疑药品、一个或多个不良反应。

◇ 报告来源或报告人类型。

◇（不良反应）发生国家/地区。

B. 预期严重不良反应：除上述内容外，还需获得以下信息。

◇ 怀疑药品的日剂量和治疗方案、给药途径、适应证、用药开始日期。

◇ 严重不良反应的严重性标准、对事件或反应的完整描述，包括具体部位、严重程度及反应的开始日期或持续时间。

◇ 事件在停止治疗后多长时间发生。

◇ 事件结局及是否有后遗症。

◇ 去激发和再激发情况（去激发：停药或减量后，不良反应是否消失或减轻；再激发：再次使用可疑药品是否再次出现同样的不良反应）。

◇ 如为死亡病例，死亡原因及与药品的因果关系。

◇ 怀疑药品的因果关系判断。

◇ 其他病因学。

C. 严重非预期不良反应：除上述 A 和 B 中所有内容，还需获得以下信息。

◇ 怀疑药品停止日期或治疗持续时间。

◇ 合并用药信息：日剂量和治疗方案、用药停止日期或治疗持续时间。

◇ 检查或特殊治疗，及结果。

◇ 发生场所，如医院、门诊、家、护理院。

◇ 尸检报告或其他死亡后发现。

◇ 如为住院病例，需获得出院小结。

◇ 其他可帮助医学判断的信息，比如既往病史、家族史、药物过敏史、药物滥用或酗酒史等。

重要提示：

√ 尽量获得针对所发生的不良反应的实验室检查项目。

√ 严重事件且具有重要医学价值的不良反应报告，应尽量联系医疗卫生专业人员，比如患者的主治医生、药房的执业药师等，以获得确认的医学信息。

√ 对非预期的死亡或危及生命的事件尽快随访。

√ 对于妊娠报告，如果随访时获知妊娠中止，应尽量获得中止的原因，是自发流产还是人工终止妊娠，如为自发流产，需尝试进一步了解是否怀疑与药物有关。如随访获知孕妇已生产，此时需要了解新生儿是否健康正常。这些信息都有助于掌握药物对妊娠暴露的影响或是否具有致畸性，是非常重要的随访内容。

5.1.7 随访记录

不论通过哪种随访方式，应完整记录所有随访所获得的信息。此外，即使随访失败，为随访做的每个尝试都需要记录。记录的信息至少包括：随访执行人及其签名、初始报告关联信息、联系人基本信息、联系日期和时间、随访内容和结果等。如随访失败需记录失败原因，例如，联系人没有应答（电话）、联系人拒绝进一步交流或没有获得报告有关的更新内容。

随访记录模板见表 5–1、表 5–2。

表 5–1　电话随访记录表参考样本

个例报告编号 （注：公司内部个例 报告编号）		联系日期	年　　月　　日 （注：如企业要求记录具体时间可 自行调整）
联系人身份	□患者　　□患者家属 □公司销售人员	□临床医生　　□其他医务人员：_____ 其他人员：（如公司热线负责人、合作方等）	
药品信息		项目编号	（注：如涉及临床研究或数据收 集项目，可以记录项目相关的具体 信息）
联系人具体信息	姓名： 联系电话：		
随访次数	首次随访□　　第二次随访□　　第三次随访□　　第□次随访		
A. 随访问题清单（如有）			
（注：如有预先设计的问题清单，可以在这里插入） 1. ×××× 2. ×××× 3. ××××			
B. 联系记录			
（注：按照沟通内容抓取病例相关的主要医学信息；如联系人没有应答或拒绝随访，也应记录在此）			
执行人签名：	工作部门及联系方式：		

表 5-2　邮件随访模板参考样本

收件人：×××××@123.com
日期：2021 年 8 月 1 日 11：22
主体：2021-AA-012345（不良反应内部报告编号，按需修改）随访

尊敬的报告人（按需修改）您好，
这是来自于 ××× 公司药物警戒部门的沟通信，感谢您于 ×××× 年 ×× 月 ×× 日向我司反馈了一例不良反应，报告涉及一位名为 ××× 的 ×× 岁的患者，服用 ×× 药物后出现 ××××，××× 事件。

（如为文献来源的报告，需要引用该文章的标题和刊物名称等）
尊敬的作者（按需修改）您好，
这是来自于 ××× 公司药物警戒部门的沟通信，我们关注到您于 ×××× 年 ×× 月 ×× 日在 ×××× 刊物，第 ×× 期发表的一篇名为《×××××》的文章中提到：一位名为 ××× 的 ×× 岁的患者，服用 ×× 药物后出现 ××××，××× 事件。

对您的报告中提到的 ×××× 事件，我们还有一些问题希望得到您进一步确认，您是否可以提供如下信息（或详见附件 2021-AA-012345 随访问卷）：
1. ×××××
2. ×××××
3. ×××××

如果您希望采用其他联系方式，敬请告知。也可以通过下列联系方式与我们保持沟通。这些信息对我们完成一例完整的不良反应报告及其医学评估具有非常重要的价值，感谢您的大力配合！

××× 公司药物警戒部门
联系电话：010-12345678
地址：北京市 ×××××××

5.1.8　终止随访

根据《个例药品不良反应收集和报告指导原则》，有以下情形之一的，可终止随访：

①从报告者处已获取充分信息；

②报告者明确没有进一步信息或拒绝随访；

③两次随访之后没有新的信息，并且继续随访也无法获得更多信息；

④不同日期三次以上均联系不上报告者；

⑤邮件、信函被退回且没有其他可用的联系方式。

注：即使停止对报告人的主动随访尝试，后续任何时候获得该报告相关的更新信息，仍需要按个例不良反应报告常规流程处理，生成一份新的跟踪报告。

5.1.9 监管部门报告

获得随访信息后持有人按相关法规要求向药品监管部门提交跟踪报告，尤其是与特定药品安全性的科学评估有关或对报告管理产生影响的新信息。对于包含非重要信息的随访报告，例如，纠正报告中的错别字，或补充信息对病例严重性评估、药品因果关系判断都不会产生影响，如经过持有人判断仅需更正内部数据库信息而无需重新递交监管部门，应做好记录注明原因。

跟踪报告应与初始报告关联，按逻辑时间顺序描述自初次报告以来的更新信息，应确保任何随访信息的日期不早于上一报告版本的最新接收日期。

以收到首次报告以外的重要医学信息的日期为第 0 天来重新计算上报时限。

根据《个例药品不良反应收集和报告指导原则》5.2 报告时限：当收到报告的随访信息，需要提交随访报告时，应重新启动报告时限计时。根据收到的随访信息，报告的类别可能发生变化，比如从非严重报告升级为严重报告，此时跟踪报告应按变化后的报告类别——即严重报告 15 个日历日的时限提交。相反，最初的严重报告被重新归类为非严重病例，则按 30 个日历日的报告时限执行。如果企业内部涉及不同处理原则，如欧洲法规或指南要求：即使随访报告重新归类为非严重病例，初次降级扔按原时限报告也就是仍然按严重报告 15 个日历日的标准——对于这些不同的要求，需在企业内部达成一致并设法符合相应国家的要求。

5.1.10 随访的质量控制

质量控制对于确保个例报告信息的完整性和有效性，以及法规报告的合规性至关重要，个例不良反应报告的总体质量管理系统和程序可适用于随访和跟踪报告，但也需要根据随访的特定要求设立 KPI（Key Performance Indicator），建立质量控制流程，包括但不限于：

◇ 定期检查是否正确筛选出需要随访的病例。

◇ 检查随访记录，是否对所有随访或随访尝试都有完整而准确的记录。

◇ 是否按时限和频次要求完成随访。

◇ 核实向药品监管部门提交跟踪报告的及时性、正确性和全面性。

◇ 定期对随访及跟踪报告的内容和质量进行评估，如是否发现关键缺失信息、是否尝试获得对病例评估有影响的医学条件等。

5.2　死亡病例的调查

根据《药品不良反应报告和监测管理办法》（卫生部令第81号）第十七条规定："药品生产、经营企业和医疗机构应当配合药品监督管理部门、卫生行政部门和药品不良反应监测机构对药品不良反应或者群体不良事件的调查，并提供调查所需的资料。"第二十二条规定："药品生产企业应当对获知的死亡病例进行调查，详细了解死亡病例的基本信息、药品使用情况、不良反应发生及诊治情况等，并在15日内完成调查报告，报药品生产企业所在地的省级药品不良反应监测机构。"《个例药品不良反应收集和报告指导原则》（2018年第131号）7.2死亡病例调查要求：持有人应对获知的死亡病例进行调查，并在15个日历日内完成调查报告并提交。调查内容包括：对死亡病例情况、药品使用情况、不良反应发生及诊治等信息进行核实、补充和完善；向医疗机构了解药品存储和配液环境、类似不良反应发生情况等；如患者转院救治，应对转院治疗相关情况进行调查。此外，应根据实际情况收集患者的病历、尸检报告等资料。调查过程中还应对产品的质量进行回顾，必要时进行质量检验。

疑似药品不良反应死亡病例，是指使用药物后最终导致患者的死亡。临床实际中患者的死亡原因复杂，可能是药物直接导致死亡，或危及生命抢救不成功而死亡；可能是患者原患疾病的进展；可能是药物促进原患疾病进展，等等。死亡病例应理解为怀疑因药品不良反应（如室颤）导致死亡的病例，而非只看病例结局本身。如果死亡病例的不良反应仅表现为轻度皮疹或腹痛，并不能导致死亡，患者死亡原因可能是原患病（如癌症）进展，则不能判定为严重药品不良反应，也不能归为死亡病例。对死亡病例开展调查，就是进一步对病例详细情况（病例基本情况、药械使用情况、不良反应/事件情况）进行核实、完善和补充，目的是为了获取更详细、更准确的病例信息资料，便于对药物与不良反应的相关性做出准确的评价，有利于对药品的安全性进行深入分析。

5.2.1　现场调查

持有人建议赴事件发生地进行实地调查。如患者转院进行救治，可对所转医院、救治医生及诊疗情况等进行调查。理论上，应当有经过药物警戒充分培训的医药专业人员参与死亡病例的调查和资料的收集。调查中注重与当地医疗机构、卫生行政、药品监管等部门以及患者的沟通联系并妥善处理相关事宜。

5.2.1.1 调查时限

《药品不良反应报告和监测管理办法》要求死亡病例须立即报告，并在获知死亡病例后的 15 日内完成调查报告；GVP 中要求严重不良反应尽快报告，不迟于获知信息后的 15 日，跟踪报告按照个例药品不良反应报告的时限提交。GVP 中虽然未明确死亡病例调查报告完成时限，但是死亡病例属于严重不良反应的一种，也要求在 15 日内报告，调查报告可以认为是跟踪报告，按个例报告的时限也是要求 15 日内提交。从上述法规的要求来看，调查报告提交时限均要求获知死亡后的 15 日内。

5.2.1.2 调查内容

为了使调查内容尽量完整，根据法规要求，除死亡病例的基本信息、药品使用情况、不良反应发生及诊治情况这些基本内容外，以调查表的形式来具体展示调查内容（表 5-3）。

表 5-3　药品不良反应/事件死亡病例调查表

调查表编号：　　　　　　报告内部编码：
调查人：　　　　　　部门：　　　　　　电话：
调查单位：　　　　　　调查对象：　　　　　　调查时间：

一、病例基本情况

患者姓名：	性别：	民族：	年龄：　出生年月：　　年　月		
体重　　公斤	身高：　　cm	就诊医疗机构：	病历号/门诊号：		
既往疾病史：1）无□ 2）有□ _____ 3）不详□					
过敏史：1）无□ 2）有□ _____ 3）不详□					
药品不良反应史：1）无□____ 2）有□ _____ 3）不详□					
家族疾病史：1）无□ 2）有□ _____ 3）不详□					
家族过敏史：1）无□ 2）有□ _____ 3）不详□					
原患疾病：	患病时间：				

二、怀疑/并用药品情况

组别	药品类型	通用名	批准文号	剂型	上市许可持有人	批号	用法用量			开始时间/结束时间（用药持续时间）	用药原因
							单次剂量	用药频次	给药途径		

是否使用过期药品：1）无□   2）有□＿＿＿＿＿＿＿＿＿＿＿＿＿＿＿＿＿＿＿＿

药品外观是否正常：1）是□   2）否□＿＿＿＿＿＿＿＿＿＿＿＿＿＿＿＿＿＿＿＿

静脉给药时，多组药品使用同一输液器，是否使用中间液体间隔？ 1）无□ 2）不详□ 3）有□
如果有，间隔液体名称：＿＿＿＿＿＿＿＿＿＿＿＿＿间隔液体剂量：＿＿＿＿＿＿＿＿＿＿＿ml
配液后放置时间：分钟□ 小时□ 天□

　　说明：组别是用药的组数，依次用数字编号，同一输液器内混合给药的多种药品组别相同（药品与稀释液、溶媒组别相同）；药品类型：指药品是怀疑药还是并用药。

三、不良反应/事件情况

发生时间：＿＿年＿＿月＿＿日＿＿时＿＿分	用＿＿＿＿＿药过程中（后）＿＿分钟（小时）或输液＿＿ml后发生	持续时间：＿＿分钟（小时）
不良反应/事件发生情况（症状、体征、相关检查指标及治疗措施，以时间顺序记录有关内容）患者因给予药品，在时分用药（过程中□给药后□）后发生不良反应/事件。不良反应/事件具体表现如下：		
不良反应/事件发生后，立即停药（是□否□），药品剩余给予下述救治措施：		
经治疗，患者转归：治愈□好转□加重□，相关症状体征及检查指标（参照上述症状体征及检查项目）为：		
直接死亡原因：　　　　　　　　　死亡时间：		
是否尸体检验：否□　是□　　　尸体解剖结论：		

续表

四、医疗机构基本情况

医疗机构名称：	医院级别：	医院执业资质：有□无□
处方：有□无□	病历：有□无□	
经治医生执业资格：有□无□	经治护士执业资格：有□无□	
急救设施设备：有□无□		
药品储存条件、配液环境：		
除死亡病例外，怀疑药品是否发生其他类似不良反应/事件？ 否□是□ 具体情况：		

5.2.1.2.1 病例基本情况

病例基本情况调查，包括姓名、性别、年龄（或出生年月）、体重、民族；既往疾病史、过敏史、药品不良反应史、家族疾病史、家族过敏史，如果有上述各种疾病史或过敏史，应填写具体情况；原患疾病情况。

调查表填写需注意：尽可能了解患者真实全名，如无法获得全名，则尽量填写可识别患者的相关信息（如姓名拼音缩写等）；如果无法获得患者姓名信息，或患者拒绝提供相关信息，可以填写"不详"。性别如实填写。年龄或出生日期项，如实填写，如果具体出生日期不详，可以填写不良反应发生时的年龄。对于1岁以下婴儿，填写月龄；对于新生儿，填写日龄。身高和体重如实填写，如果不知道准确的，可以填写一个估计值。就诊医疗机构指发生不良反应时所在的医疗机构，病历号或门诊号尽可能填写。

既往疾病史，主要填写可能对此次不良反应有影响的疾病，如肝病史、肾病史等；过敏史填写除药物以外的过敏史，如食物、花粉等各种过敏史；药品不良反应史，指既往用药后发生的药品不良反应，可以列出哪类药品引起的具体何种不良反应。家族疾病史、家族过敏史填写既往家族性遗传病、肝肾疾病史、过敏史等。原患疾病可以填写发生药品不良反应时仍然存在的疾病，可以估算患病时间。

5.2.1.2.2 药品使用情况

药品使用情况调查，包括怀疑药品和合并用药，由于不能简单区分哪些药品是怀疑药品，可以把发生药品不良反应前或正在使用的药品，都尽量调查填写完整，如果是静脉输液，需要使用溶媒的情况，溶媒也尽量填写完整。药品信息包括通用名、批准文号、剂型、药品上市许可持有人、生产批号、单次剂量、用药频次、给药途径、用药时间、用药原因等。

在药品的调查过程中，尽可能完整准确的填写各项药品信息，特别注意药品用法用量要调查清楚，明确单次剂量，不要笼统的填一瓶、一支、一粒等，需要明确具体的用量如 mg、ml 等，明确每日用药频次，如一日 1 次（qd）、一日 2 次（bid）、一日 3 次（tid）等。用药时间一方面要了解具体用药天数，如果是第一次使用就发生不良反应，尽可能精确到分钟。注射制剂应了解是否需要溶媒，溶媒的品种、规格、用量等，如 10%/20% 葡萄糖注射液 100ml；注射制剂如果存在合并用药，需要调查药品是否放在同一容器中溶解，是否通过同一个静脉通道滴注；如果静脉途径给药时，多组药品使用同一输液器序贯输注，应了解是否使用中间液体对输液器进行冲洗等。注射制剂如果需要配制，应了解配制情况，如是否科室护士配制还是静配中心配制，配液到使用的时间间隔等。静脉滴注给药过程中发生不良事件，还需要关注具体滴注的剂量，或精确的用药时间及滴速等，考虑是否由于滴速过快而间接致使药物浓度过高导致的。

5.2.1.2.3 不良事件情况

不良事件情况，包括不良事件发生及诊治信息调查，按照时间顺序，了解从用药前及用药后的症状体征、相关检查指标的动态变化过程及采取的治疗措施、患者转归情况等。如果患者转院治疗，还应对转入医院期间的相关症状体征、相关检查指标和救治措施等情况进行调查。了解是否进行尸体检验。

不良反应发生及诊治信息中，要详细了解用药前后及采取治疗措施后的相关症状体征如血压、心率、呼吸频率、体温、脉搏等，重要的肝肾功能指标如谷丙转氨酶、总胆红素、血肌酐等，前后对比有利于对药品与不良事件的相关性做出准确评价。该部分信息可以从患者的门诊病历、急诊病历或住院病历中获取，包括入院记录、病程记录、长期医嘱、临时医嘱、护理记录，各类检验报告如血常规、血生化、尿常规、凝血功能等，各类检查报告如心电图、B 超、CT/MRI 等。尽可能了解就诊医疗机构对患者死亡原因的分析，如收集院内死亡病例讨论记录或尸检报告等。

5.2.1.2.4 医疗机构基本情况

医疗机构基本情况，包括医疗机构名称、医院级别、执业资质、医护人员执业资格、急救设施设备是否齐全等。了解同一家医疗机构是否还有其他类似的不良事件发生。药品的储存条件及配液情况，重点关注怀疑药品储存环境的温湿度、光照等条件是否合规，需冷藏保存的药品温度是否符合药品存放要求等，是否可能因储存的原因导致药品变质或过期；关注配液的时长和环境消毒问题，分析是否可能由于配液时间过长、环境污染等导致药液变质。同一家医疗机构还要了解近 1 个月内与死亡病例类似不良反应/事件的发生情况，包括所在科室、严重程度、发生时间、不良反应/事件名称及转归情况等。

5.2.2 品种既往发生不良反应情况分析

对死亡病例开展现场调查的同时，建议及时对属于本持有人的怀疑药品的既往不良反应情况展开分析。

分析内容可包括：近年（一般为近 5 年或更长时间）收集的怀疑药品不良反应报告数，新的和严重报告数及占比，严重报告数及占比，以往死亡病例数，药品不良反应主要损害系统及不良反应表现，与死亡病例类似的不良反应表现情况，同批号不良反应情况等。该品种既往的风险评估情况。

5.2.3 产品回顾及质量检验

建议持有人对生产、质量控制全过程进行调查和评估。内容包括可能造成产品质量问题的各个环节，如生产工艺、生产过程控制、原料药、辅料、药包材、检验、储存、流通、使用等。

关注生产处方和工艺（包括参数）是否符合注册工艺、是否发生变更；检查批生产记录，了解上一批次与涉及批次生产间隔，清场是否符合有关规定，有无产生混药、污染的可能。涉及批次物料（原料、辅料）供应商审计、物料的检验、储存等是否合规。生产期间，关键设备是否发生变更，关键岗位和管理人员是否有变动情况。质量检验及质量管理是否按要求开展，成品审核放行是否符合规定，检验记录是否完整准确，留样的检验报告是否合格等。

5.2.4 调查报告撰写内容

调查结束后需要撰写调查报告，内容可包括：死亡病例获知时间及途径、不良事件发生过程及诊治情况、涉及批次产品生产、质量控制情况、本持有人怀疑药品既往药品不良反应及风险评估情况、评估药品与死亡病例的相关性，综合分析死亡病例原因。

5.2.4.1 死亡病例获知时间及途径

调查报告写明死亡病例首次获知时间，是自主收集的途径还是监管部门反馈获知，是否已经上报到直报系统，如已上报同时注明报告编码；涉及的批号，是否根据法规要求开展随访调查；如有超期或未开展随访调查，是否有合理的理由等。

5.2.4.2 不良事件发生过程及诊治情况

根据上述病例基本情况调查用药情况、不良反应发生及救治的情况，从时间逻辑上梳理，患者性别、年龄，既往疾病史、过敏史等，本次因何种症状或疾病而就诊，就诊时的查体情况如血压、心率、呼吸、体温等，或开始使用怀疑药品前的诊断、指征、各类检验检查等。药品具体的用法用量，如药品单次剂量、一日用药次数、给药途径、连续用药时间，如果药品用法用量有调整，详细列出调整情况。注射制剂如果需使用溶媒，同时写清楚溶媒的种类、用量，同瓶输注的其他药物等。多种药物同时使用时，按用药时间先后详细描述。还需列出怀疑药品用药以后出现不良反应/事件的时间，或发生不良反应时怀疑药品的具体用量，以及不良反应的具体症状；不良反应发生后，采取了何种措施，包括怀疑药品是否及时停药或减量，其他的对症治疗措施；在救治过程中各项指标或症状的变化情况，患者死亡的情况，救治医疗机构对死亡原因的诊断或讨论、尸检报告等。

5.2.4.3 产品生产情况

描述涉及批号的药品生产情况，包括生产时间、产量，在生产过程中的生产工艺、处方、原辅料、包装材料、关键岗位人员变动等，分析产品生产过程是否有偏差或异常情况。

5.2.4.4 产品质量情况

描述涉及批号的药品检验情况，包括质量管理部门履行药品生产质量管理和质量检验职责要求、对成品审核放行是否符合规定、检验的依据、检验结果，附上药品检验报告。

5.2.4.5 品种安全性分析

描述本品种现行说明书中不良反应及注意事项、禁忌证、相互作用、特殊人群用药等安全性信息，特别关注与死亡病例发生类似的不良反应，说明书是否提及。

近年来收集的怀疑药品不良反应情况，特别关注以往死亡病例情况、药品不良反应主要损害系统及不良反应表现、与死亡病例类似的不良反应表现情况，对品种的安全性做总体评价。

5.2.4.6 综合评价分析

分析不良反应发生与本品种的相关性，从用药与不良反应发生的时间相关性、是否符合药品已知的不良反应、停药或减量后不良反应症状是否减轻、药品的再激发等；从其他药品说明书、文献报道中，分析其他怀疑药品或并用药品发生类似不良反应的情况；从患者的基础疾病或病情进展来分析是否可能发生与不良反应类似的症状或体征。

分析合理用药情况，包括是否有超适应证用药、超剂量用药（单次超剂量、日剂量超量、疗程超期、滴速过快）、药物是否可能产生相互作用、特殊人群是否有禁忌证用药等不合理用药，分析不合理用药产生的安全性风险。

分析医疗操作情况，包括是否按说明书要求及时进行临床监测、各类检验监测、发生不良反应后抢救过程是否及时、合理等，不合理诊治情况产生的安全性风险。

分析死亡原因，是由于发生不良反应后未及时救治或抢救不成功的结果，还是最终由于基础疾病的进展，或不良反应的发生促进了基础疾病进展而导致死亡，或其他原因等。

5.2.5 调查报告提交

调查报告撰写完成后，需要根据内部流程进行审核。在获知死亡病例后15日内完成提交。如果是监管部门反馈的报告，根据监管部门的要求，可以在直报系统中以跟踪报告的形式提交，也可以书面报告的形式递交至省级药品监管部门或药品不良反应监测机构。

5.2.6 其他注意事项

5.2.6.1 开展调查需要配合的部门和责任分工

建议持有人立即召集药物警戒、生产、质量、研发、医学、销售等部门，对死亡病例与药品质量相关性以及各环节可能产生的安全风险进行分析评估。药物警戒部门作为死亡病例调查的主要责任部门，协调相关部门提供所需要的调查资料，整合各方面的分析结果，对调查结论做出综合分析评价。药品委托生产的，应联合受托生产企业对生产、质量控制全过程进行调查和评估。

5.2.6.2 注意死亡病例首次报告和调查报告的提交时限

持有人应注意死亡病例首次报告和调查报告的提交时限，首次报告应在首次获知后的 15 日内提交。有些持有人为了获取更完整的资料，在等调查报告撰写完成后才提交首次报告，导致超过 15 日的时限。

5.2.6.3 开展调查可能遇到的困难及解决方法

持有人获知疑似药品不良反应死亡病例后，首先对死亡病例进行核实，如收到反馈报告，核实其所填的怀疑药品与不良反应过程描述是否一致，核实怀疑药品是否为本持有人的产品，核实药品生产批号是否正确，如果由于上报单位或个人信息填写不准确，可以根据监管机构反馈码的编码规则（如前面 2 位为各省/直辖市的代码，第 3~4 位为各地市的代码），向当地的监测机构核实准确信息，或根据销售情况，进一步深入当地医疗机构进行了解，尽量在核实调查过程中把相关信息补充完整准确，以便对死亡病例进行准确的综合分析。

（周 耘 吴奕卿）

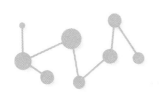

6 个例药品不良反应的数据管理

6.1 个例药品不良反应报告数据的发展

6.1.1 个例药品不良反应报告的纸质形式、电子形式

药品的安全性信息交换，可以采用纸质形式，如我国的《药品不良反应/事件报告表》、英国的黄卡、CIOMSI 表格、MedWatch 表格等[14]。英国实施自愿报告制度，1964 年开始采用黄卡制度（yellow card system），用黄色卡片提高对 ADR 的警惕性，报告者提交黄卡后，所有纸质和电子形式的黄卡报告进入数据库。澳大利亚药物评价委员会 1964 年建立了不良反应报告"蓝卡系统"，以"蓝卡"报告表的统一格式上报 ADR 报告，表格允许以方便的方法描述 ADR 特征，2003 年 6 月开始使用电子报告。

安全性信息也可以采用电子媒介（例如在线访问、磁带、CD 等）进行管理，过去的十年间，随着信息技术以及药物警戒工作的发展，病例报告数量迅速累积，药品不良反应报告越来越多地从纸质形式转换为电子形式。

1961 年，美国 FDA 开始收集药品不良反应报告，目前美国的药品安全信息报告系统分为药品生产、经营企业的强制报告系统和医疗专家、消费者的 MedWatch 自愿报告系统两类，进入系统的报告按 ICH E2B 的标准输入不良事件报告系统（FDA Adverse Events Report System，FAERS）数据库，通过药品评价与研究中心（Center for Drug Evaluation and Research，CDER）或生物制品评价与研究中心（Center for Biologics Evaluation，CBER）审批，合格的报告将被扫描成图片存档，并且输入 FAERS 系统，供 FDA 检索使用。

我国于 1988 年开始试点药品不良反应报告工作。1989 年组建卫生部药品不良反应监察中心，2001 年施行修订的《中华人民共和国药品管理法》，第 71 条规定"国家实行药品不良反应报告制度"，标志着我国的药品不良反应监测工作正式步入法制化的轨道。2001 年国家 ADR 监测网络开通，开始监测网络的实时报告与信息传输的实施与部署，国家药品不良反应监测中心经过近 3 年的时间，从设计、建设、安装、调整到运行磨合，于 2004 年正式开始网络上报 ADR 报表，结束了 2001 年之前手工报表、人工报告 ADR 的传统纸质报告时代。

经过 20 多年的发展，特别是 2017 年国家药品监督管理局加入 ICH 后，逐步实施 ICH 指导原则和我国的区域指南，药品不良反应监测工作迅速发展，同时《药品管理法》的颁布、《规范》的发布等一系列法律法规的健全，极大地推动了药品不良反应监测体系的完善，报告的数据和质量也逐年提高。

《药品不良反应报告和监测管理办法》（卫生部令第 81 号）于 2010 年 12 月 13 日经卫生部部务会议审议通过，自 2011 年 7 月 1 日起施行。根据《中华人民共和国药品管理法》《中华人民共和国疫苗管理法》，为规范和指导药品上市许可持有人和药品注册申请人的药物警戒活动，国家药监局组织制定了《药物警戒质量管理规范》，自 2021 年 12 月 1 日起正式实施。未来会对 81 号令进行修订，使之与现行《规范》一致。

我国药品不良反应报告使用《药品不良反应/事件报告表》，81 号令第三章报告与处置第一节基本要求第十五条："药品生产、经营企业和医疗机构获知或者发现可能与用药有关的不良反应，应当通过国家药品不良反应监测信息网络报告；不具备在线报告条件的，应当通过纸质报表报所在地药品不良反应监测机构，由所在地药品不良反应监测机构代为在线报告。"《国家药品不良反应监测年度报告（2020 年）》中，报告 1999 年~2020 年全国药品不良反应监测网络累计收到《药品不良反应/事件报告表》1687 万份，从增长趋势图可以直观看到我国药品不良反应报告的数量逐年上升。统计 2018 年~2020 年《国家药品不良反应监测年度报告》中报告情况，2013 年全国药品不良反应监测报告 131.7 万份，2017 年 142.9 万份，2018 年 149.9 万，2019 年 151.4 万份，2020 年报告数增长至 167.6 万份，2020 年出现了较大增幅，较2019 年同比增长了 10.7%，增长速度很明显。每百万人口平均报告数量是衡量一个国家药品不良反应监测工作水平的重要指标之一，2018 年每百万人口平均报告数为1119 份，2019 年为 1130 份，2020 年为 1251 份。同时经营企业报告药品不良反应的积极性正在逐步提高，2020 年药品经营企业提交的报告数占比从 2019 年的 6.6% 上涨到 10.6%。

不良反应电子记录的优势在于方便、快捷、易保存，可以有效提高工作质量和效率，电子记录替代纸质记录后，能够重复调用记录，节省时间、节约成本，也有利于数据的利用。ICH 标准给个例安全性报告提供了统一的国际标准，为数据的记录、报告、管理带来了方便，同时标准的实施也要满足监管合规的目的。在信息化时代，不良反应电子提交有其必然的优势，促进有效报告可疑产品相关的不良事件/反应，增强不良事件/反应的电子报告和分析，同时提高有效交换和处理数据的能力，有助于企业向有需要的组织传递信息，有助于汇总用于分析的安全性数据等。

随着社交媒体的使用人群不断扩大并逐渐影响人们的生活行为和习惯，个人发布的药品及其不良反应相关内容也逐渐被关注，持有人收集此类类似药品消费者自发报告的数据，为研究人员提供了患者角度的药品使用安全性数据。社交媒体产生的这些数据可能是文本数据、图像数据、影像数据或音频数据，数据量大、更新速度快，对提升药品上市后安全性监测有一定的优势。但数据的低质量、碎片化等问题存在争议，这些数据仅可作为药品安全性监测中的补充数据，弥补现有数据无法覆盖的信息或者比现有监测方式更早发现 ADR 信号。中国社交媒体平台用户数量巨大，2020 年中国的社交媒体渗透率达到 64.8%，略高于美国和日本等国。但目前，美国和欧洲的社交媒体数据相关研究较多，中国的较少见[15]。如何准确和高效地识别和标准化数据是社交媒体数据的首要问题，伦理和隐私保护也是另一个无法避免的挑战。国家药品监督埋理局在 2018 年发布的《个例药品不良反应收集和报告指导原则》中明确提出有必要对个例不良反应开展随访和调查。对个例不良反应信息的评估、随访和调查，需要获取其个人可识别信息以定位或联系到个体，这类目的的数据使用暂未包含在社交媒体平台现有的信息保护政策中，所以除非用户本人签署相应的知情同意，否则就无法完成对个例不良反应信息的评估、随访和调查。

6.1.2 ICH E2B（R3）在中国的逐步实施

6.1.2.1 ICH 及 ICH E2B（R3）

个例安全性报告，是目前药品不良反应信号发现的主要来源之一。在过去十年，随着病例报告数量的增加，ICSR 的交换越来越多地从纸质形式转换为电子报告。安全性信息的电子传输已成为全球药物警戒的重要组成部分。

ICSR 在不同的国家、组织间存在不同的报告途径：从确定的报告来源到监管机构和制药公司；监管机构之间；制药公司和监管机构之间；制药公司之间；从临床研究者、经临床试验的申办者到伦理委员会；或从权威机构到 WHO 国际药物监测合作中心。

由于国家和国际协议、规则、条例和对患者安全的保护，有必要加快安全性信息的交换（如 ICSR）。

ICH 前身为人用药品注册技术要求国际协调会（International Conference on Harmonisation of Technical Requirements for Registration of Pharmaceuticals for Human Use）。其工作重心是实现国际药品注册要求一致化，消除新药开发和评审过程的重复性工作，通过制定协调统一的注册技术要求和指导原则（guidelines），实现对药品质量（quality）、安全性（safety）和有效性（efficacy）的评价。1997 年后，随着工作的不断深入，ICH 专家工作组认为电子通讯和术语的统一应作为互读文件的基础，因此把这些难以列入质量、安全性和有效性的课题，设为综合类，并以 M（multidisciplinary）表示，成立了若干子课题，如通用技术文件（CTD）、ICH 药品专用术语（MeddRA）、电子化通用技术文件（eCTD）等。ICH 的使命是在全球范围内实现更大的协调，确保以最节约资源的方式研发和注册安全、有效和高质量的药品。协调是通过与监管和行业专家并肩工作的科学共识，制定 ICH 指南来实现的。这一过程成功的关键是 ICH 管理者承诺实施最终指南。ICH 的宗旨是通过技术要求的国际协调提高公众健康，这些技术标准有利于及时为患者提供新药品并保证患者可持续获得已获批药品，防止人体临床试验的不必要重复，以高效的方式研发、注册和生产安全、有效、高质量的药品，及在不折损安全性和有效性的前提下尽量减少动物试验。

1997 年 7 月 17 日 ICH 批准了首个 ICH E2B 指南：个例安全性报告传输的数据元素。随着各地区的实际应用，2000 年 11 月 ICH 进行了补充修订，之后于 2001 年 2 月再次进行修改，作为 ICH 第四阶段的 E2B（M）指南出版。2005 年 5 月将 E2B（M）指南的第四阶段版本命名为 E2B（R2）指南，业务内容保持不变。ICH 指导委员会做了一个重要决定，即技术规范不应仅在 ICH 范围内制定，而应与标准开发组织（SDO）合作，以便在监管和医疗保健社区中实现更广泛的互用。ICH E2B（R3）是新模式下的第一个主题。E2B（R3）数据元素和信息规范元素的实施指南由 E2B EWG 制定，该指南使用 SDO 开发的 ISO/HL727953-2ICSR 消息交换标准，E2B（R3）于 2012 年 11 月达到第 4 步。ICH 定义了通过 ICH 实施指南（IG）使用此标准的方式，该指南涵盖 E2B（R3）定义的字段的使用，确保在 ICSR 中使用 ISO/HL7 标准时，使用"ISO/HL7 27953-2：2011 健康信息学—药物警戒中个例安全性报告—第 2 部分：ICSR 的人体药物报告要求"版本。

ICH E2B 的颁布，给个例安全性报告提供了统一的国际标准，为数据的记录、报告、管理带来了方便。ICH E2B 包括上市前、上市后的不良反应、不良事件报告规范。E2B（R3）规范定义了数据元素之间的相互关系，并采用标准术语。在与 ICH 协作下，国际标准化组织（International Standards Organization，ISO）制定了一套

ISO IDMP 标准，以加强药品信息交换，包括标识符、允许给药途径、剂型和测量单位以及受控标识符的国际术语映射，以实现药品的跨境识别并映射到其核心部分。ICH ICSR 使用 MedDRA 来编码众多医学概念，比如不良反应或事件、药物使用适应证、病史等。

6.1.2.2 E2B（R3）在中国的逐步实施

2017 年 6 月，国家药品监督管理局正式加入 ICH，成为全球第 8 个监管机构成员。

加入 ICH 意味着中国在药品研发和注册国际化道路上迈出了历史性一步，是国家药品监督管理局监管水平和能力获得国际认可的标志。同时，也意味着中国的药品监管部门、制药行业和研发机构，将逐步转化和实施国际最高技术标准和指南，有效提升国内制药产业创新能力和国际竞争力。2018 年开始，ICH 指导原则在中国实施转化落地成为 NMPA 重要工作之一。

ICH 机构主要由监管机构和行业协会组成，中国完全实施 ICH 可以说是国际化的政治任务，势在必行，从长远发展来看，是极大的好事。

ICH 工作办公室设立在药审中心，成员单位有中检院、药典委、药审中心、核查中心、评价中心、信息中心、国际交流中心、药学会。主要职责：负责药监局 ICH 工作统筹协调，确保各项工作有序开展；负责 ICH 相关会议组织管理；负责 ICH 技术指南的起草、转化与实施；负责与 ICH 联络、协调；其他与 ICH 相关的工作。具体工作：参与 ICH 议题国际协调；组织 ICH 指导原则转化实施；组织 ICH 指导原则培训；与 ICH、监管机构沟通联络。

目前，ICH 关于 E2B（R3）指导原则的协调已在执行第五阶段，欧盟、美国、日本三方的药品监督管理当局也在本国陆续实施该指导原则。欧盟、美国、日本等国监管机构在实施 E2B（R3）过程中发布的规范性文件以及信息化系统功能，为中国实施 E2B（R3）指导原则提供参考。

随着我国 E2B（R3）指导原则转化和实施工作的推进，与之相关的要求也在不断发布，对 E2B 的相关研究也逐步深入。

2018 年 1 月，NMPA 发布了《关于适用国际人用药品注册技术协调会二级指导原则的公告》，公告中明确药物临床研究期间严重且非预期的药品不良反应及上市后药品不良反应适用《M1：监管活动医学词典（MedDRA）》和《E2B（R3）：临床安全数据的管理：个例安全报告传输的数据元素》。

2018 年 4 月 27 日，发布按照 ICH 技术指导原则要求制定的《药物临床试验期间安全性数据快速报告标准和程序》，进一步明确了我国药物临床试验期间非预期严重不良反应（SUSAR）快速报告的重点内容和报告途径。

2018 年 6 月 6 日，为加快 ICH E2B 落地实施，药审中心、评价中心召开座谈会。

2018 年 7 月 30 日，发布了关于发布《E2B（R2）安全性消息处理和个例安全性报告技术规范》的通知。

中国在 E2B 的实施过程中，评价中心设立了 ICH E2B 专栏。

2019 年 4 月 11 日，发布《药物临床试验期间安全性数据快速报告常见问答（1.0 版）》。

2019 年 5 月 17 日，评价中心召开上市后个例安全性报告 E2B（R3）实施指南企业意见征求会。

2019 年 5 月 17 日，发布《关于上市后 E2B（R3）网关传输联调测试报名的通知》。

2019 年 5 月 29 日，发布了关于公开征求《上市后个例安全性报告（ICSRs）E2B（R3）实施指南》（征求意见稿）意见的通知。

2019 年 8 月 23 日，发布了关于再次公开征求《个例安全性报告 E2B（R3）区域实施指南（征求意见稿）》等相关文件意见的通知。

2019 年 11 月 22 日，发布《个例安全性报告 E2B（R3）区域实施指南》。描述了个例安全性报告在电子传输中的数据元素项目、元素编码规则、元素间逻辑校验关系以及传输标准等内容，以促进药品个例安全性报告信息在不同机构之间共享和交换。

个例安全性报告 E2B（R3）区域实施指南内容包含个例安全性报告 E2B（R3）区域实施指南、个例安全性报告 E2B（R3）区域实施指南问答文件、ICH 编码列表（中英文）、EDQM 术语（中英文）、UCUM 术语（中英文）、E2B（R3）信息中个例安全性报告的剂型和给药途径使用 EDQM 术语（中文翻译稿）、E2B（R3）指南及问答文件中文翻译共 7 个文件包。

2019 年 12 月 31 日，发布《关于 E2B（R3）电子传输系统上线试运行的通知》。E2B（R3）电子传输系统，通过 E2B（R3）电子传输系统递交符合要求的药品个例安全报告（ICSR）数据，实现持有人与监管机构之间的数据稳定传输。适用于发送方递交上市前、后 E2B（R3）个例安全性报告。

6.2 个例药品不良反应报告数据管理的内容和目的

6.2.1 数据管理的定义和目的

数据管理（data management，DM）是指利用计算机硬件和软件技术对数据进行有效的收集、存储、处理和应用的过程。数据管理不是为了管理而管理，是一项基础工作，有目的的数据管理，才会带来价值。因此，可以说数据管理目标在于充分有效地发挥数据的作用，用数据来决策。

定位企业数据管理的目标，首先要明确企业及其利益方的信息需求，确保数据能够有效服务于企业的目标；在此基础上，获取、存储数据，保证数据的质量和隐私，确保数据的可溯源以及保密性，防止数据未经授权或被不当访问、操作和使用。

6.2.1.1 数据管理的定义

大数据时代，数据是科学研究的基石。数据这一名词，是个计算机术语，所属类别为信息与系统科学相关工程与技术。检索数据的定义，数据是事实或观察的结果，是对客观事物的逻辑归纳，用于表示客观事物未经加工的原始素材。数据是以文本、数字、图形、图像、声音和视频等格式对事实进行表现，也就是所有能输入到计算机程序处理的符号的介质的总称。数据是在信息技术基础设施和应用系统间流动的内容，或者可以说 IT 基础设施和应用系统是数据流转的通道。数据经过加工后就成为了信息。

数据管理是对数据进行管理的一项综合性工作，涉及工作内容、工作范围和工作思路，需要更广泛和深入的学习。

每个企业都是独特的，存在差异化，但数据管理这项工作不单纯是一项管理工作，对企业的文化、业务流程以及组织框架都会有影响，需要企业在实践中持续改进、不断调整，以满足企业的战略需求。

数据管理的概念是伴随 20 世纪 80 年代数据随机存储技术、数据库技术的使用以及计算机系统中的数据可以方便地存储和访问而提出的。数据管理是把业务和信息技术融合起来所必需的一整套技术、方法及相应的管理和治理过程。这是国际数据管理协会（Data Management Association International，DAMA）对数据管理的定义。不同业务对数据的需求是不同的，多数数据管理工作涉及的领域可能不尽相同。近年来，随着大数据的发展，数据管理的重要性越来越凸显，数据管理的发展日趋成熟，会形成一套标准术语和公认的做法，例如词汇、称呼、方法、工具等。**DAMA**

International 根据过去 20 多年数据管理领域知识和实践，编著了 The DAMA Guide to The Data Management Body of Knowledge，DAMA 中国分会（DAMA China）翻译出版了《DAMA 数据管理知识体系指南》中文版，旨在"加深市场理解数据管理在融合业务和技术中的作用"，吸收国际先进经验，形成适合中国环境的数据管理的更佳实践。

从数据管理的职能来说，数据管理是规划、控制和提供数据及信息资产的一组业务职能，包括开发、执行和监督有关数据的计划、政策、方案、项目、流程、方法和程序，从而控制、保护、交付和提高数据、信息资产的价值。通常，数据管理职能包括数据库管理（数据库设计、实施和产品支持）以及数据管理。企业或组织的规模、理念和经验不同，数据管理职能和实施规模范围也会因此有很大区别。但数据管理的本质是一样的。

数据管理也是一种业务流程，获取、控制、保护、交付以及提升，对政策、实践和项目所做的计划、执行和监督，满足数据可用性、数据质量和数据安全的需求。具体可包括但不限于：获取、存储、保护和确保数据的完整性；不断提高数据质量：准确性、完整性、数据整合、及时性、数据相关性等。

以上是 DAMA 对数据管理的描述。DAMA International，成立于 1980 年，是由技术和业务专业人员组成的非营利的国际性数据管理专业协会，旨在世界范围内推广并促进数据管理领域的概念和最佳实践，为数字经济打下理论和实践基础。全球会员近万人，在 48 个国家有分会。DAMA China 中国分会是非营利专注数据管理的专业组织，旨在交流国际、国内在数据管理领域中的最新进展，共享业界的实践、经验和成果，促进我国数据化水平的不断提高和创新。DAMA 在国际数据管理领域有比较高的权威性。

数据管理还有另外一些定义。数据管理是指对数据的组织、编目、定位、存储、检索和维护等，是数据处理的中心问题。从具体业务上说，就是数据的收集、整理、组织、存储、加工、传输、检索的过程。

说到数据管理，不得不提到数据管理的发展。数据管理是计算机的一个重要应用领域，随着信息技术的发展，数据管理经历了三个阶段：人工管理、文件管理和数据库管理。

在 20 世纪 50 年代中后期之前是人工管理阶段，也是计算机管理的初级阶段。这个阶段数据不是独立的，与程序密切关联，在编写程序时就应考虑数据的存储方式、存储结构、存储地址和输入/输出格式等。

20 世纪 50 年代后期至 60 年代中期是文件管理阶段。这个时间段出现了操作系统，按一定规则组织成为数据文件或文件的管理数据软件，可长期存放在外存设备上，文件管理系统作为应用程序和数据文件之间的接口，可实现自动管理。

数据库管理阶段，20 世纪 60 年代后期以后，计算机技术发展迅速，有了大容量的磁盘硬件。数据库管理系统成为用户与数据的接口。

国际标准化组织 ISO 是一个国际标准化组织，由各国标准化团体（ISO 成员团体）组成的世界性联合会。ISO 的主要功能是为制订国际标准达成一致意见提供一种机制。ISO 与国际电工委员会（IEC）在电工技术标准化方面保持密切合作的关系。ISO 对数据管理的定义：数据管理提供对数据的访问、执行或监视数据存储以及控制数据处理系统中所有输入输出操作的功能。数据管理的接口有向更高级别的应用程序和接口提供读取、写入、收集、筛选、分组和事件订阅以及射频识别技术标记数据通知的功能。在整个数据生命周期中，提供对符合数据要求的业务和技术数据的规划、获取和管理。

当今全球对数据管理的需求急剧膨胀，会推动更多完善成熟的标准，极大促进数据管理工作的开展，并逐渐被行业认可。

6.2.1.2 数据管理的目的

数据管理是一种企业将数据作为资产管理的理念下而产生的一系列具体化的管理，从组织架构、管理制度、规范、技术与考核等多个维度对数据进行管理、建设以及持续优化。未来数据将愈发庞大，如何有效利用数据，如何做好数据管理工作，既是数据从业者的挑战，也是企业从战略角度要思考的问题，这是时代赋予医药企业的挑战和机会。

数据管理的成熟度会经历一个从初级阶段到规范阶段，直到管理阶段以及逐渐优化的阶段。初级阶段，企业对数据管理还没有一个全面综合性的认知，是一个数据混乱的管理阶段。随着逐渐认识到数据管理为企业带来的价值，同时发现混乱的管理情况下低质量的数据直接影响到企业的业务和形象，企业开始规范化数据管理流程，逐步进入到数据管理阶段。企业认识到数据管理的职责，并建立数据管理制度，企业架构也更加合理，重要数据也会及时更新，数据管理成为了企业必不可少的组成部分，并在流程上持续改善并获得高质量的数据，提高业务的绩效，或者更好的服务客户。企业应该在内部推动数据管理工作，让员工更加理解数据管理的价值，推动员工支持和改善数据质量，保障数据安全，成为企业规划的一部分。

信息技术未来较长时间都会保持一个渐进式发展的趋势，正逐步向着数字化、智能化、网络化、个性化等方向发展。大数据时代数据处理能力是关键，数据技术已经发生了很大变革，但仍远远落后于按指数增长的数据体量，这种现象将长期存在。这种情况也倒逼数据技术的发展与变革，对信息技术领域是一个挑战与机遇。

当前，信息技术发展的总趋势是从典型的技术驱动发展模式向应用驱动与技术驱动相结合的模式转变。信息技术包括信息传递过程中的各个方面，主要有：采集技术，包括采集的方式和方法、范围、类型等方面；传播技术，包括范围、载体、速度等；存储技术，包括存储载体、容量、保持时间、稳定性等方面。海量信息的现状下，高速度大容量成为必然趋势。综合应用模型算法、云计算、区块链等信息技术，促进信息平台的发展，满足服务部署灵活、共享便利、用户体验良好的需求。"智慧监管"等理念和应用模式的逐渐成熟与推广，本质上也是信息技术与现代监管理念的有机渗透。虚拟化技术包括计算能力和数据存储能力，打破实体结构间不可切割的障碍，解决高性能的物理硬件产能过剩和老旧硬件产能低的重组重用，最大化利用物理硬件。虚拟计算以虚拟化、网络化、云计算等技术融合的共享管理技术，是当今和未来较长时间内信息系统构架的主要模式。信息系统安全管理是对信息系统生命周期全过程实施符合安全等级责任要求的管理。在信息化社会，信息安全至关重要，信息获取、传输、处理等各个环节的安全保障，成为信息科学与技术领域的研究热点，同时我国高度重视信息安全，信息安全已经上升到关乎国家安全战略的高度，各个领域统筹协调，研究制定网络安全和信息化发展战略与重大政策，推动国家网络安全和信息化法治建设，不断增强安全保障能力。

在计算机领域，数据管理的目标在于从大量原始数据中提取有价值的信息，并辅助行动和决策。从商业角度，通过对数据进行资产化管理，提升数据质量和数据效率，提升企业利用数据的能力。这也正契合药品不良反应监测的目标。

6.2.2 个例药品不良反应报告数据管理的内容

药物警戒是贯穿药品全生命周期的管理活动。通过对药品不良反应的监测、分析、识别及评估，达到风险预警和风险控制的目的。逐步完善行业内监管法律法规标准，用统一的标准探索加强不良反应信息整合和监测的信息化途径，提高预警系统功能，完善预警能力，早发现早预防，实施风险控制措施有效控制风险。

药物警戒工作的基础是信息，包括文献报道、不良反应报告、临床数据、随访信息、反馈数据以及相关方等信息来源；信息化系统是基础工具，以大数据、人工智能、区块链等技术为驱动力，通过智能化、精准化、数据化、智慧化的提升，推动药物警戒的数字化转型，辅助药物警戒工作业务流程实现数字化、智能化。

数据是资产，一种特殊的资产形式。利用数据资产，企业或者组织可以作出更高效的决定，创造出新的产品或者更新产品及提升服务，控制风险、消减成本来提高运营效率，数据所有者利用数据做出更明智的决策，数据就产生了价值。数据资产管理的核心内容是高质量的数据，数据治理就是围绕数据质量展开的。个例药品不良反应报告数据，支撑药品的上市后监测和监管决策，有效控制药品风险，保障公众用药安全。

个例药品不良反应报告的数据管理，是在药物警戒中个例药品不良反应报告工作中产生的数据管理工作。个例报告数据包括原始数据、基础数据、二次分析数据等，个例药品不良反应数据管理应贯穿整个数据的生命周期，从数据采集、数据传输、数据存储、数据的备份和恢复、数据维护、数据安全管理、数据的加工和使用到数据销毁，保证数据真实、完整、准确、安全、可追溯并符合法律法规以及内部数据的要求。

个例报告数据的管理中数据质量的控制环节，确保数据真实、完整、准确。数据管理应制定数据的管理制度，对于监管部门反馈的数据，应确保反馈数据及时下载，并记录时间、数量、操作人员等信息。对合作方收集的数据，应该评估数据的真实性和准确性。同时保证数据符合相关的数据质量标准。高质量的数据有助于决策者高效地做出最优决策，相反低质量数据如不完整、错误会极大影响决策判断。从信息技术角度，数据质量可以从多维度衡量。无论企业规模如何，数据质量问题是工业界普遍认同的，在数据量快速增加的时代，持有人需要更多关注数据质量问题。

为保证正常、有效地开展药物警戒工作，进行药品的安全性分析和评价，及时发现风险、控制风险，减少和防止药品不良反应的重复发生，持有人应按照要求向监管机构提交不良反应报告，并对反馈的报告进行处理。

个例报告数据管理中数据安全性和保密性的管理，应对数据实行严格的权限控制，授权的人员才可以进行访问。登录账号和密码也应该专人专用，严格保密，保证数据全生命周期的安全性和个人隐私的保密性。

数据管理应明确数据价值定位，强化数据质量意识，完善数据质量管理体系，健全数据治理机制。在持有人的药物警戒工作中，持有人应该加强个例药品不良反应报告的数据管理，关注数据全生命周期的管理，从企业的视角制定数据管理的制度并规划数据管理流程，使有效的数据管理能够驱动技术决策。

6.2.3 个例药品不良反应报告数据管理在药物警戒中的作用

> 第一百零七条 持有人应当规范记录药物警戒活动的过程和结果，妥善管理药物警戒活动产生的记录与数据。记录与数据应当真实、准确、完整，保证药物警戒活动可追溯。关键的药物警戒活动相关记录和数据应当进行确认与复核。

个例药品不良反应报告作为开展药物警戒工作的基础，既是持有人发现、控制药品安全风险的重要手段，也是持有人应履行的基本法律义务。从药物警戒工作业务层面来看，其主要工作内容应包括建立个例药品不良反应报告的收集渠道、提高个例药品不良反应报告的质量、分析评价其中的风险信号等；从数据管理层面来看，主要包括数据采集、数据质量控制、数据存储、数据递交、数据分析、数据安全等方面。由此可见，收集到的个例药品不良反应报告数据作为发现、分析、控制药品安全风险的依据，决定着持有人开展药物警戒工作的质量，是持有人开展药物警戒工作的核心资产，做好持有人个例药品不良反应报告数据管理工作将在企业开展药物警戒工作中发挥基石作用。

药物警戒工作贯穿于药物的整个生命周期，其主要工作内容均围绕数据进行展开，个例报告作为自发报告最主要的监测方法，是药物警戒体系的重要组成部分，是科学、客观地评价药物安全性的数据基础。数据管理是指对数据进行获取、计划、组织、存档、共享、分析、利用、保护等与数据相关的所有管理活动的总称。其数据内容的真实性、完整性和准确性会极大影响后续的风险信号评估。因此，加强对个例安全性报告的数据管理工作将对药物警戒工作产生极大的作用。

实施个例药品不良反应报告的数据管理，是确保持有人收集的不良反应数据符合国家的法律法规及制度指南要求，保证数据可追查、可溯源，为药品风险信号的发现打下基础。有助于企业掌握药品不良反应的情况，规划药物警戒工作的发展。

不良反应报告的数据管理是科学管理的基础，不断累积业务工作中的数据或者分析后的数据（来源于 PSUR、相关研究报告、重点监测项目、文献或其他等），进一步辅助药品风险决策。从过去各国药品安全的历史看，许多药品安全问题都是通过不良反应监测发现和预警的，药品不良反应的报告和分析评价在药品风险预警、发现隐患、控制风险方面起着重要作用。

2012 年欧盟新的药物警戒法规《药物警戒实践指南》(Guideline on Good

Pharmacovigilance Practices，GVP）正式生效，成为欧盟药物警戒工作的新准则。欧盟新法规扩大了不良反应的范畴，药品产生的意外而有害的反应包括说明书范围内和范围外使用药品，将药物过量、超适应证用药、误用、滥用和用药错误都涵盖进去。在记录和数据管理方面提出最低要求，要求记录所有药物警戒信息，确保信息被处理和存储，从而可以准确报告、解释和验证这些信息。对特定药品开展额外信号检测的，需要收集监测数据，确保任何新的用药安全隐患能够被及时发现和有效避免[16]。欧盟不断完善药物警戒系统及法规，药物警戒工作取得了很大的成果，系统报告数量增长很快。

2020 年《国家药品不良反应监测年度报告》显示，全国药品 ADR 监测网络收到严重药品不良反应 / 事件报告 16.7 万份，占同期报告总数的 10.0%，但仍存在漏报的缺陷。采用国际通用的 ICH E2B（R3）格式提交报告，促进药品 ADR 信息收集的全面性和完整性，有助于数据管理、早期发现并及时评估 ADR。

监管科学萌芽于 20 世纪 70 年代，形成于 20 世纪 90 年代，并在美国、欧盟和日本等主要发达国家和地区迅速发展，取得了较大突破。美国 FDA 对药品上市审批的严格监管始于 1962 年，在"反应停"事件后，《联邦食品药品和化妆品法案》的《Kefauver–Harris 修正案》颁布，增加在上市前证明疗效的规定，制造商必须提供能证明药物疗效的实质性证据，即充分、严格的对照研究所构成的证据，证明该药声称或表述的疗效用途。FDA 在 1991 年首次将"监管科学"纳入其监管策略。2011 年，推出了"为公共健康推进监管科学"的计划，明确将监管科学定义为"开发新的工具、标准和方法来评价 FDA 监管产品的安全、有效、质量和性能的科学"。该定义充分体现了监管科学的前瞻性、科学性和重要性[17]。

监管科学是立足实践、面向决策的科学，是一门在实践、创新和应用中发展起来的科学，其关键是实践性，灵魂是创新性，核心是应用性。监管科学的要旨不是得到真相本身，而是实现"可用的真理"，帮助监管作出决策。

2019 年，为全面贯彻落实习近平总书记有关药品安全"四个最严"要求，围绕"创新、质量、效率、体系、能力"主题，推动监管理念制度机制创新，加快推进我国从制药大国向制药强国迈进，国家药品监督管理局发布通知，决定开展药品、医疗器械、化妆品监管科学研究，启动实施中国药品监管科学行动计划。通知指出，立足我国药品监管工作实际，围绕药品审评审批制度改革创新，密切跟踪国际监管发展前沿，拟通过监管工具、标准、方法等系列创新，经过 3~5 年的努力，制定一批监管政策、审评技术规范指南、检查检验评价技术、技术标准等，有效解决影响和制约药品创新、质量、效率的突出性问题，加快实现药品治理体系和治理能力现代化。

2021 年，国家药品监督管理局在全面总结中国药品监管科学行动计划首批重点项目实施情况的基础上，确定并发布了第二批 10 个重点项目，涉及有效性安全性评价及全过程质量控制、真实世界数据研究、药品警戒技术和方法研究。

各国的药品不良反应监测工作不断发展进步，监测范围也在不断拓展，报告来源在不断丰富，会不断累积大量的数据。数据的质量也需提高，加强数据管理和分析能力，支撑药品风险信号的识别管控。数据的来源决定了数据的特点和数据结构，并影响数据的使用。通常药品不良反应的监测是通过收集真实世界中人群用药的数据信息，借助统计分析方法学开展研究，使持有人对上市后药品的有效性和安全性有更完善的认识。数据是用药风险监测与各项工作开展的基础。可持续、高质量的数据来源，将为相关工作长期、深入地开展提供有力支撑。真实世界数据以其涵盖范围广、代表性较好等优点广泛应用于上市后药品安全性和有效性评价。对一个药品的全生命周期管理，包括上市前和上市后两个阶段，利用个例报告数据的药品评价是最为经济、有效的。

对不良反应电子记录以及药物警戒工作中的信息实施数据管理，利用信息技术对数据质控，促使管理的范围有了人工质控难以达到的广度和精细化程度，数据准确，可以为管理和决策提供依据。对数据管理也应该有相应的管理流程控制，可以进一步提高数据安全及质量，保证药物警戒工作的顺畅运行，提高药物警戒工作的效率。

未来加快信息技术与药物警戒工作的融合发展，引领我国药品安全监管工作高质量发展，创造药物警戒监管新工具、新标准，将促使我国药品监管科学有力地推进。

6.2.3.1 加强个例报告数据管理，保障数据质量

个例报告数据大多来源于临床数据，一般包括大量的实验室检查、症状、体征、药物疗效、不良事件等信息，多呈现复杂性的特点。如患者临床特征、实验室检查、治疗、预后等临床数据往往随着时间推移和患者病情变化而发生变化。因此，必须通过科学严格的数据管理才能快速有效地采集这些复杂的数据。

在药物警戒工作中，数据记录了一系列临床事实，用来描述不良反应发生的机制、发生发展过程等。研究结论的科学性和可靠性建立在高质量的数据基础上，严格的数据管理为统计分析提供了高质量的数据，这是统计分析结论可靠性的基石。如果数据出现大量缺失、错误，那么得出的任何结论都是不可靠的，同时造成药物警戒工作中大量人力、物力和财力的损失，更严重的是在此基础上进行医疗实践会

使得患者的生命健康无法受到保障。因此，一个药物的安全风险情况依赖于能否获得证实其安全性充分而准确的数据。

6.2.3.2 严格的数据管理便于监管机构对药物警戒工作实施监管

《规范》要求持有人和申办者应当建立药物警戒体系，通过体系的有效运行和维护，监测、识别、评估和控制药品不良反应及其他与用药有关的有害反应，并针对上述工作要求提出了具体的执行标准。因此，数据管理不仅需要满足产品的风险分析要求，还要通过严格而详细的数据记录和管理让所有工作步骤合理合法、有数据可查，便于监管部门对药物警戒工作开展监管和核查。严格的、可溯源的数据管理过程，才能够证明持有人或申办者在开展药物警戒工作过程中没有伪造数据，从而满足监管机构对持有人或申办者开展药物警戒工作、核查数据真实性的监督要求。

6.2.3.3 数据管理可以有效应对数据安全风险

《中华人民共和国数据安全法》给出了数据安全的明确定义，是指通过采取必要措施，确保数据处于有效保护和合法利用的状态，以及具备保障持续安全状态的能力。一是指数据本身及数据处理活动的安全性，主要包括数据本身保密性、完整性和可用性，以及围绕数据处理活动的收集、存储、使用、加工、传输、提供、公开等环节的安全性考虑。二是数据支撑环境以及防护措施的安全，主要包括数据载体、防护设备、加解密算法等主动防护措施。随着当前生物医药行业数据的不断积累，数据安全风险也越来越大，如果没有相应的数据安全管理理念和管理措施，那通过不断投入资源收集的数据以及分析所得的数据将面临重大的风险隐患。只有加强数据管理，守住数据资产安全底线，才能更好应对数据安全风险。

个例安全性报告数据与人民健康生活息息相关，其重要性不言而喻，因此对于数据的完整性和准确性具有更高的要求，同时对数据共享、重新利用或者二次利用的需求也极为迫切。对采集的数据进行科学的管理不论是对上市许可持有人自身、医疗机构还是对广大的人民群众都具有非常重要的积极意义。

6.3 个例药品不良反应报告数据管理体系建设

对很多中小型企业，在数据管理方面存在着不同的问题和差距。数据采集不全面、数据存储不规范、数据更新不及时等，数据利用的技术达不到也会影响数据价值的产出。本部分内容，从数据管理的计划、执行、监督角度，细化个例药品不良反应报告数据管理的体系建设，包括数据管理活动的组织建设、数据管理的制度建设、数据管理的流程控制、数据管理的安全保障及设备要求，为企业数据管理提供建设思路和参考。

第一百零八条　记录应当及时填写，载体为纸质的，应当字迹清晰、易读、不易擦除；载体为电子的，应当设定录入权限，定期备份，不得随意更改。

第一百零九条　电子记录系统应当具备记录的创建、审核、批准、版本控制，以及数据的采集与处理、记录的生成、复核、报告、存储及检索等功能。

第一百一十条　对电子记录系统应当针对不同的药物警戒活动和操作人员设置不同的权限，保证原始数据的创建、更改和删除可追溯。

第一百一十一条　使用电子记录系统，应当建立业务操作规程，规定系统安装、设置、权限分配、用户管理、变更控制、数据备份、数据恢复、日常维护与定期回顾的要求。

第一百一十二条　在保存和处理药物警戒记录和数据的各个阶段应当采取特定的措施，确保记录和数据的安全性和保密性。

第一百一十三条　药物警戒记录和数据至少保存至药品注册证书注销后十年，并应当采取有效措施防止记录和数据在保存期间损毁、丢失。

6.3.1 数据管理的流程控制

规范持有人数据管理工作，为持有人提供可借鉴的管理方式，持有人可根据自身特点做调整和优化，以匹配持有人的实际药物警戒工作。

药物警戒数据管理工作涉及数据采集、存储、处理、再加工、变更及传输等业务流程，也包括数据安全保障、设备要求、权限管理、授权审批、审核、检查等管理控制，确保数据的完整性、准确性、保密性，并符合业务需求，规范业务流程，提升药物警戒工作中报告、统计等整体业务的效率和准确率；用科学的方法挖掘数据价值，支持管理决策。建议制定并完善管理文件。

数据管理是业务数据管理人员和技术数据管理人员共同承担的责任，业务数据管理人员是数据资产的托管人，技术管理人员是这些资产具备专家性质的管理人和监护人[18]。数据管理可以通过一定的方法、流程和工具，有效地管理数据，根据业务需求、内外部合规要求，满足数据生命周期内的管理。

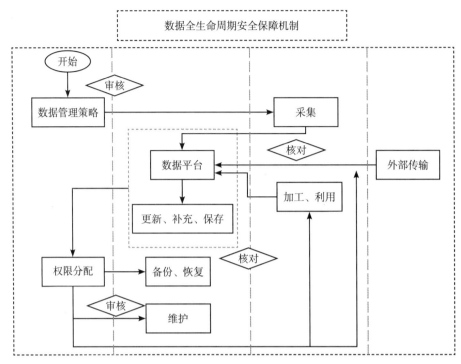

图 6-1 数据管理流程图

数据管理流程图（图 6-1）只是对数据管理的一个简单流程梳理，不同单位主体可能有不同的特殊性，因此，内容上会有更丰富的部分，在图示中就不再详细罗列。

数据管理工作涉及数据分类、数据管理中各个环节、各部门、各岗位人员的分工、合作，以及管理工作中的关键控制点。

6.3.1.1 数据管理策略

对收集到的信息包括不良反应报告、不同数据源的信息进行分类，可按照信息的重要性、业务主题等分类，并制定实施相应的安全保护措施。

明确数据的分类和业务主题制定数据管理策略，审核批准后，发布数据管理方案。

6.3.1.2 数据采集

数据的产生，是支撑实现业务需求的基础，涉及数据的采集以及存储。

6.3.1.3 数据平台

信息部门确保数据的存储、传输、备份、维护与管理，为药物警戒部门提供数据产生、传输和利用的平台或工具。

6.3.1.4 权限管理、授权审批

加强用户账号和权限的规范化管理，确保系统安全、有序、稳定运行。

权限管理的基本原则：①用户权限及口令设置由系统管理员全面负责，其管理并必须符合技术标准或要求；②业务流程负责人和用户的权限应当与其承担的职责相匹配，不得赋予其系统（包括操作系统、应用程序、数据库等）管理员权限；③根据管理层面、业务层面需求，对不同用户完成工作所需的数据授予权限；④实名制管理模式；⑤可通过管理数据访问视图与权限，监控用户身份认证与访问行为。

授权及变更审批：①用户和权限的申请、变更应履行完整审批手续；②未经流程授权，不得查阅；③未经流程授权，不得修改任何数据；④未经流程授权，不得外借数据；⑤数据销毁也应该授权后再执行；⑥用户注销应按照账号停用的相关流程办理，审批后由系统管理员和业务管理员对其权限和账号进行注销；⑦授权、变更审批的文件应存档管理。

用户管理及角色分配：①系统管理员：履行用户管理与服务职能的唯一责任人；②审核/审计管理员：履行系统审核/审计的责任人；③业务管理员：履行业务子系统的权限分配、建立角色等的责任人；④用户：系统管理员建立用户，业务管理员将角色分配给所管理的相应用户，满足该用户的业务需求，尽可能赋予最小权限。

6.3.1.5 审核

审核系统设计，是否符合内部、外部相关数据管理法律、法规、制度。

应用系统应设置日志系统控制用户数据查询、使用情况，并定期检查，对可疑记录进行分析审核。

定期对计算机软件、系统及数据进行核查。

6.3.1.6 数据备份、恢复

制定数据备份的策略，包括方式、频率并满足数据安全性等。备份前要对数据进行核对检查。

数据备份的存储介质应满足备份要求，明确存储时限，专人保管。

根据企业内部要求，可进行多重备份。

备份数据及历史数据的存放应符合要求，防火、防热、防尘、防潮和防磁。

定期在测试环境中对备份的数据进行恢复测试，对数据进行检查和核对。异常时，分析原因，制定恢复计划并恢复数据，及时向负责人汇报情况。

6.3.1.7 数据维护

数据维护前考虑做好备份工作，并逐级上报、审批权限，技术部门对技术审核，对维护的每项内容做好详细记录。已上报国家系统的数据，不得擅自修改和删除。

6.3.1.8 数据安全与隐私保护

数据中的敏感信息建议按照重要性、应用需求等实施加密措施，未经审核与授权，保密信息不得以明文形式存储和传输。定期审核数据安全。避免从发布的数据中推断出敏感信息，保证与数据有关的个人的合法权益不被侵犯。

数据安全的控制，包括数据访问的账号、权限的管理，使用过程中的安全管理，包括数据共享、数据备份等的安全管理。定期监督核查，保证数据安全相关规范落地实施。

6.3.1.9 系统验证

计算机化系统验证，可提高企业的数据可靠性。至少考虑确认：应用程序和操作系统中保障数据可靠性的设计和配置已启用并有效运行；登录控制、权限设置及系统配置符合数据可靠性要求；控制日期和时间、标准、参数、分析方法的更改。

计算机化系统发展的全生命周期有可行性研究、工程计划、需求定义、系统设计、系统测试、系统验收及确认、使用和维护、系统引退等阶段。系统验证行为取决于系统发展的生命周期，是从概念初始到结束的全过程模式，适用于硬件和软件。不是所有计算机化系统都应进行全过程验证，在实施系统验证之前，建议先对系统进行评估及分类，根据标准化程度及用户自行设计的程度来决定所需的验证行为。

个例药品不良反应报告数据管理，可以分三级。第一，自身管理，积极对药物警戒相关人员进行培训，提高对数据管理的认识，指定人员负责数据管理的流程控制工作，将数据管理的管理责任落实到人。第二，业务数据流转管理，数据流转整个工作过程包括：数据采集、数据传输、数据存储、数据的备份和恢复、数据维护、数据安全管理、数据的加工和使用。控制数据的采集、记录、计算、转换和传递、归档，保证数据的准确、完整、安全和保密。第三，全面监管，企业的管理层负责数据管理的制度、数据管理的流程以及安全性保障，防止数据的非法生产、变更、被破坏、泄漏和丢失，全员提高数据管理的意识，参与网络系统、计算机等设备、系统软件的安全使用、保密和日常维护，确保数据有效、准确、完整、及时、安全。

流程控制的实施过程中要对关键控制点进行记录，如《数据修改申请单》《数据维护申请单》《数据授权申请单》《数据外部传输申请单》《数据备份申请单》《数据恢复申请单》《系统、软件更新或升级记录单》（表 6-1~ 表 6-7）。

表 6-1　数据修改申请单（仅作样式参考）

申请部门		申请人	
申请日期	年　　月　　日	联系电话	
更改原因			
更改内容描述	（修改内容应包含：要修改数据对应的标识、修改数据具体内容说明等）可附页：		
申请部门意见： 经办人：　　　　　　　　　　部门负责人：			
数据修改时间		数据修改结果确认： 申请人签字：	

表 6-2　数据维护申请单（仅作样式参考）

申请部门		申请人	
申请日期	年　　月　　日	联系电话	
维护原因			
维护内容描述	（维护内容应包含：要维护数据对应的标识、维护数据具体内容说明等）可附页：		
申请部门意见： 经办人：　　　　　　　　　　部门负责人：			
维护时间		维护结果确认： 申请人签字：	

表 6-3 数据授权申请单（仅作样式参考）

申请部门		申请人	
申请日期	年　　月　　日	联系电话	
申请原因			
申请内容描述	（申请内容应包含：数据使用目的、申请数据时间段、要申请数据对应的标识、数据具体内容说明等）可附页：		
申请部门意见： 经办人：　　　　　　　　　　部门负责人：			
申请时间		结果确认： 申请人签字：	

表 6-4 数据外部传输申请单（仅作样式参考）

申请部门		申请人	
申请日期	年　　月　　日	联系电话	
申请原因			
申请内容描述	（申请内容应包含：数据传输目的、申请数据时间段、要申请数据对应的标识、数据具体内容说明等）可附页：		
申请部门意见： 经办人：　　　　　　　　　　部门负责人：			
申请时间		结果确认： 申请人签字：	

表 6-5　数据备份申请单（仅作样式参考）

申请部门		申请人	
申请日期	年　　月　　日	联系电话	
申请原因			
申请内容描述	（申请内容应包含：备份策略、备份数据时间段等）可附页：		
申请部门意见： 经办人：　　　　　　　　　部门负责人：			
申请时间		结果确认： 申请人签字：	

表 6-6　数据恢复申请单（仅作样式参考）

申请部门		申请人	
申请日期	年　　月　　日	联系电话	
申请原因			
申请内容描述	（申请内容应包含：备份策略、备份数据时间段等）可附页：		
申请部门意见： 经办人：　　　　　　　　　部门负责人：			
申请时间		结果确认： 申请人签字：	

表 6-7　系统、软件更新或升级记录单（仅作样式参考）

序号	名称	时间	负责单位	负责人	核对人	备注

6.3.2 数据管理活动的组织

6.3.2.1 数据管理活动组织的模式

数据管理活动的成功开展离不开组织，通常用到的组织管理模式包括：分散型、协同型和集中型三种模式。

分散型管理模式：各项数据管理工作仍由各部门自行管理，数据管理归口部门不具备统筹全部数据管理工作的职责权限。其优点是对现有数据管理权限基本未做触动，方案容易被各职能部门接受，不足之处是数据管理归口部门管理权限很有限，制定的数据管理工作计划难以得到落实，很可能仍处于无序状态。

协同型管理模式：数据管理归口部门初步具备统筹数据管理工作的职责权限。对现有数据管理权限做了一定的调整，但尚在各职能部门可接受范围内。部分数据管理工作的边界较模糊，难以界定是部门内部还是部门外部，可能会存在部门内部数据管理工作对全局产生不利影响的情况。

集中型管理模式：数据管理归口部门具备完整的统筹数据管理工作的职责权限。数据管理归口部门可以整体统筹各项数据管理工作，并可以充分利用数据治理工作机制推动数据管理工作计划的执行和落地。对现有数据管理权限做了很大的调整，方案很难被各职能部门接受。

6.3.2.2 数据管理活动组织

数据管理活动组织无论最终采用何种模型开展组织工作，组织架构自上而下都应包括决策层、管理协调层以及执行层等。

6.3.2.2.1 数据管理决策层

数据管理决策层，又称数据管理委员会，是数据管理的最高决策机构，也是数据管理工作的领导机构，由管理层及信息技术部门最高领导组成，职责包括：负责数据战略的决策与审批、监督数据战略的实施和执行情况；负责公司数据管理组织结构、数据管理政策方针等重大事项的审批以及监督评价工作。

6.3.2.2.2 数据管理协调层

管理协调层是决策层与执行层的中间环节，主要负责协调沟通，贯彻落实数据管理各项决策部署和要求，是数据管理归口部门和各业务部门等职能部门之间的一种协调框架，是一种圆桌会议机制。职责包括：

①组织制定数据管理工作规章制度，构建并不断完善业务数据体系；

②制定数据发展战略，审核专业数据发展规划，编制数据发展规划和年度计划；

③负责数据标准的审批并监督执行；

④负责数据需求的审批工作；

⑤组织数据共享目录和数据开放策略的审批工作；

⑥统筹管理数据应用，评估数据应用成效；

⑦组织数据管理工作考核和评价；

⑧负责组织各领域业务专家、各部门及分支机构开展数据管理相关工作，包括但不限于数据质量管理、数据标准管理等方面内容，协调并推进数据管理相关工作并监督落实，发布数据管理相关文件并向上汇报；

⑨针对特殊任务组建专项小组并予以指导；

⑩负责公司数据管理日常事务的组织协调，组织召开数据管理相关会议等；

⑪定期汇报本业务线/机构数据管理工作的开展情况和工作成果。

6.3.2.2.3 数据管理执行层

执行层在管理层的统筹协调下，执行具体的数据管理工作。数据管理执行组由各部门数据质量管理岗、数据架构管理岗、数据管理岗、药物警戒专员岗、药品不良反应专员岗的任职人员组成。其中，数据质量管理岗、数据架构管理岗、数据管理岗由信息科技条线委派人员担任；数据管理岗由各部门委派人员担任，且应至少确保一名在职员工担任或兼任；药物警戒专员岗、药品不良反应专员岗由相关的业务部门担任。

数据管理执行组的主要职责：数据质量管理岗、数据架构管理岗负责各项具体工作的推进，包括制定和完善数据管理各个领域的专项工作规章制度和流程，指导推进各部门、分业务数据管理工作，数据管理相关项目的立项和验收，以及数据管理系统的功能需求及系统管理。

各部门数据管理岗代表本部门长期参与数据管理工作，负责整理和反馈数据标准、质量等相关工作需求，在部门内部宣传和提高数据管理意识。各分支机构参与数据管理执行工作，履行数据管理相关职责，主要负责按照数据标准和数据质量管理要求进行数据的录入与维护工作，并按照各项数据标准与数据管控制度开展本机构数据管理工作。数据管理执行组中各岗位人员的变动及调整，需报数据管理领导小组批准。

药物警戒专员岗负责：①审查、评估并处理从各种渠道获得的所有药物警戒相关的安全性数据和信息，并按照相关法规、标准操作规程（SOP），在公司其他成员的指导及支持下，向公司内部和外部第三方分发报告/数据。②在预算范围内按时接收、分类、审查并处理不同来源的数据，遵守相关质量标准。在跟踪和安全数据库中进行数据录入、编码相关的医学术语、撰写相关描述信息并提出事件相关的质疑，进行质量控制、协助事件一致性确认、推动事件关闭、协调翻译，并确保在规定的期限内将报告发送给客户。预先处理终点委员会或核心实验室决定所需材料，准备需提交的材料。③评估药物安全性数据是否符合向相关部门报告的要求，跟踪应当报告的事件并在规定的时间内按符合要求的格式将其报告有关监管部门，根据要求报告给伦理委员会、机构审查委员会、研究者、立法监督小组。与当地公司办事处或相关人员联系以完成快速报告。④接收研发或其他来源的药物安全性数据报告的来电、传真或电子邮件并进行记录。⑤根据相关法规、指南、SOP 及项目要求处理药物安全性数据。⑥协助药物警戒服务团队完成相关任务，为其提供后备支持，协助制定新的状态报告，提供项目指标，起草项目说明/指南，并协助实施新流程。⑦在资深团队成员的指导下完成安全性信息发布、风险管理、安全监督、医疗信息及其他适用服务领域的个人交付成果。⑧联络不同职能的团队成员，如项目管理、临床运营、数据管理、医疗保健专业人士（如研究者）、医学监查员、研究中心协调员和指定人员，以解决项目相关问题。⑨参加项目的小组会议并向项目负责人反馈项目中的挑战/问题或成功经验。⑩就安全性事件日常过程中的详细信息与客户进行沟通。⑪确保遵守质量标准，努力完成项目并向客户交付相关成果。⑫熟悉相关质量文件管理指标，协助达成生产率、利用率及最终目标。⑬阅读并确认已完成阅读所有相关 SOP 和客户 SOP（如要求）。确保及时完成并记录所有必需的培训。确保个人培训计划与培训记录相一致。

ADR 专员岗位职责：①负责用户投诉信息收集、登记、处理工作，组织相关质量调查，编写用户投诉报告。②负责不良反应信息监测专项工作，包括信息收集、处理、定期上报和汇总等。③负责定期向上级药监部门上报上市药品的不良反应。④定期对不良反应实例进行整理、统计分析并形成报告。⑤跟踪产品不良反应趋势并及时汇报。⑥组织、协助销区处理不良反应。⑦负责跟踪由于产品不良反应而引发的整改情况。⑧负责跟踪由于产品不良反应而引发的试验项目的实施情况。

6.3.2.3 数据管理活动人员的考核

制度的实施离不开人的执行，执行过程中的监督必不可少，建议定期对相关人员进行考核监督。考核要从多方面、多角度着手，主要的考核内容应该至少包括：

①个人与岗位的适应程度，主要指该工作人员与就职岗位的相适应程度。个人适应度的考核主要涉及两个方面内容：一方面是人与工作的适应性，人的个性、能力和工作要求是否适应；另一方面是人与人的适应性，合作者的人际关系和合作关系是否协调。

②在岗人员的品德，包括纪律性、责任感和积极性等方面。

③专业能力，主要包括专业知识、业务技术、组织管理、开拓创新、能力开发等方面。

④工作态度。

⑤工作的实际业绩，主要是对工作质量、数据以及执行情况的考核。

6.3.3 数据管理的制度建设

为规范业务数据管理工作，降低数据被非法生成、变更、泄露、丢失及破坏的风险，提高数据流转效率和支持业务需求的力度，可以建立数据管理制度，建议覆盖数据处理的整个工作过程，包括：数据采集、数据传输、数据存储、数据的备份和恢复、数据维护、数据安全管理、数据的加工和使用。

6.3.3.1 数据采集

数据采集环节承担着数据的收集、录入工作，是保证数据真实性、准确性、完整性的基础，也是产生数据质量问题的主要源头。数据采集工作的要求可以考虑以下几个方面。

明确数据采集要求，建立企业数据采集标准规范。数据采集内容、指标、质量满足《国家药品监督管理局关于药品上市许可持有人直接报告不良反应事宜的公告》（2018年第66号）或《个例安全性报告（ICSR）电子传输实施指南》要求，包括：报告基本信息、患者信息、怀疑用药/合并用药、不良反应、附件信息，对于使用XML方法或电子网关上报的企业，还应包括传输标识信息、批量文件封装信息等。

明确数据采集的格式、方法和具体操作步骤。如非MedDRA用户企业规定上报方法为在线填报；MedDRA用户企业已开通XML方法上报的，应明确XML文件生成步骤；MedDRA用户企业已开通网关上报的需使用网关进行单一或批量上报。

为保证数据质量，各途径的数据录入应遵循及时性、完整性和准确性的原则，严格以原始资料为依据，做到数据真实无误，并且逻辑相符。

数据采集建议制订切实可行的核对制度，操作人员及时将录入的数据与原始资料、有关附件进行核对，对错误数据及时进行处理，确保数据质量。

6.3.3.2 数据传输

针对各项数据传输任务中的数据发送和接收工作，设置相应的工作任务要求，包括：明确数据传输时效，明确各类报告在收集后上报、反馈的时间要求。数据传输工作严格遵照相应的操作规程和时间要求，不得延误，由于特殊原因，不能按时完成数据传输任务时，应根据国家要求进行及时反馈，并有相关记录。

明确数据传输环境，例如，数据传输应当使用内部计算机网络完成，未经批准不得借助其他公共计算机网络平台进行数据传输。使用其他载体进行数据传输的，传输完毕后，必须从载体上完全清除数据。

6.3.3.3 数据存储、备份和恢复

为加强对各类数据存储和备份的管理，以保障应用系统的正常运行，保存完整的历史数据，数据存储制度制订时，要充分结合本企业信息化水平。

制度应包括：明确数据存储格式，纸质文档、电子表格或数据库；明确数据存储时限，如 10 年、× 年或者药品停产后 N 年；建立登记制度，存储好的数据由专人保管，备份介质应当保存在符合条件的环境中；对于有信息化系统的企业来说，建议明确不同类型数据的恢复策略和操作规范，定期进行恢复测试，以确保所备份的数据能够及时、准确、完整地恢复；没有信息化系统的企业也建议定期检查数据的情况，保证数据的安全可用。

6.3.3.4 数据维护

数据维护可以包括对数据中错误数据的修正、不完整数据的补充、垃圾数据的清理及历史数据的迁移等。

制定详细的数据维护工作制度，明确数据维护的权限、职责，严格按照工作制度进行数据维护。已经上报国家系统的数据，不得擅自修改、删除。

数据维护前建议做好相应备份工作。对于有系统的企业来说，能够通过前台解决的，由相关操作人员按照操作规范维护；需后台解决的，由责任人提出书面申请，经相关业务部门和技术部门审核确认，主管领导同意，并逐级提交、批准，报送有

数据维护权限的信息技术部门进行技术审核，并依据可行性进行数据维护。

数据维护工作建议严格备案，对每项数据维护的内容、时间、维护原因、责任人等进行详细记录，涉及的书面材料必须登记存档。

6.3.3.5 数据加工和应用

根据工作需要，用科学的方法对数据进行抽取、统计、挖掘，通过成果查找存在问题，为药品不良反应的科学探索、药品改进和决策提供依据和参考。

6.3.3.6 制度的实施记录

制度的实施过程中要对各项工作进行记录，如《制度修订记录单》《人员考核记录单》《数据传输问题记录单》《数据维护记录单》《数据备份记录单》（表 6-8~ 表 6-12）。

表 6-8　制度修订记录单（仅作样式参考）

修订日期	文件标题	版本	发布状态	修订人

表 6-9　人员考核记录单（仅作样式参考）

序号	姓名	考核内容	考核方式					主持考核部门	考试时间	备注
			提问	实操	笔试	是否合格	成绩			

表 6-10 数据传输问题记录单（仅作样式参考）

报错日期	传输错误描述	报错版本	记录人	解决情况	解决人

表 6-11 数据维护记录单（仅作样式参考）

维护日期		维护人	
维护系统			
维护原因			
维护内容			
备注			
需同步更新的文档			

表 6-12 数据备份记录单（仅作样式参考）

序号	系统名称	数据备份时间	备份负责单位	备份负责人	检查人	备注

6.3.4 数据管理的安全保障

人类经过几百年的科技高速发展后，已经来到智能时代，智能时代的决策基础就是数据和算法。但人们往往较重视数据的可用性及设备的安全性，而忽视了数据的安全保护。实际上，数据安全才是各类应用的基础保障，灾难发生时，服务器、路由器、存储设备等硬件资源容易快速恢复或重新配置，但如果是数据损坏或丢失，则信息系统依然不能正常对外提供服务，并且数据恢复需要花费更长的时间。

随着相关法规的不断出台，数据资产价值得到确认，政府机构和企业在这方面的投资均在加大，以数据审计、脱敏和加密为目标的数据安全已经成为必须。鉴于个例报告数据在药物警戒工作中的重要性，相关持有人应重视数据安全工作，本章节也将重点对数据安全风险、数据安全管理框架等相关内容进行阐述。

6.3.4.1 数据安全风险

随着药物警戒工作持续的推进、数据种类和数量也在不断增多，越来越多的持有人开始依赖信息化开展工作，伴随信息化的建设和不断深化，也给企业的数据安全引入了新的风险。企业关注的数据可分为结构化数据和非结构化数据两大类别。常见的非结构化数据有：个例报告相关的文件、运营资料；结构化数据通常泛指存放在数据库里面的数据。

从数据安全的角度出发，对数据存在的安全风险事件进行分析，数据的安全风险总的来说可以划分为数据泄漏（数据的私密性和机密性受损）和数据遭破坏（数据的可用性、完整性和可信性受损）两大类。

6.3.4.1.1 数据泄漏

数据的私密性受损通常意味着对数据尤其是相关数据中个人隐私信息的保护遭遇失败，而机密性受损通常意味着对关键组织数据的保护受到损失，这些数据对组织机构可能具有战略价值。信息私密性控制失败可能会导致无法继续对所开展的工作进行数据为基础的分析评价，甚至遇到法律纠纷。机密性（商业机密）控制失败可能会导致企业失去竞争优势。

当前企业面临大量的由于自由使用并且缺乏有效的信息安全管控造成工作数据及保密信息泄漏，给企业信息安全带来很大威胁，数据安全已是目前急需解决的问题。

具体的数据泄漏风险可以总结为以下几个方面。

A.终端电脑数据泄漏风险

研发源代码、运营资料等敏感数据以不同的文件形式存在于每个人的终端电脑及 FTP（file transfer protocol）服务器中，很难准确定位和分析发现。

工作人员可因无意识行为，或有意识行为将终端的文件通过打印、共享文件、QQ 传送、U 盘拷贝、硬盘对拷、光盘刻录等多种方式进行传播，造成数据的泄漏。

对于存在办公电脑里的敏感文件不了解，没有预知、准备。

重要文件由于需求被外发后，无法进行控制，会超出原本设定的流动限制。

外部人员通过自带电脑，连接本单位内部 FTP 服务器进行敏感数据下载。

B. 网络渠道数据泄漏威胁

内部的敏感数据除了可通过终端的打印、拷贝、刻录等途径进行外泄外，还可以通过网络的流通进行外泄，如网盘发送网络共享、微博、论坛等的发送都会造成敏感数据的泄漏。

大量的敏感信息可通过邮件方式进行相互发送。

内部敏感的文件被下载至个人终端电脑，给敏感数据的泄漏带来很大的隐患。

外部电脑随意登录本单位内网，访问内部服务器，也会对本单位内部的敏感信息造成威胁。

对发生过的泄漏事件及敏感数据的流向没有审计，无法为事后分析追溯提供依据。

C. 结构化数据安全被忽略

现有的数据库内部操作不明，无法通过外部的任何安全工具来阻止内部员工的恶意操作、滥用资源和泄露企业机密信息等行为。依赖于数据库日志文件的审计方法，存在诸多的弊端，比如：数据库审计功能的开启会影响数据库本身的性能、数据库日志文件本身存在被篡改的风险，难以体现审计信息的真实性。

6.3.4.1.2 数据遭破坏

数据遭破坏主要是指数据的可用性、完整性和可信性受损。

当数据完整性受到损害时，数据会无效或被破坏。除非通过建立备份和恢复过程可以恢复数据完整性，否则组织机构可能遭受严重损失，或基于无效数据而制定出不正确的、代价昂贵的决策。

如果数据管理人员对数据的使用权限不进行严格控制，对哪些人有数据访问权限、哪些人有数据修改更新权限，缺乏严格的检查控制措施，对用户在计算机上的活动没有进行监督检查，就会导致非授权用户非法存取、合法用户对数据进行篡改，导致数据被破坏，无法使用。

应用软件安全性和物理安全也会触发数据遭破坏。数据通常会结合使用开放式和封闭式源代码软件。多种软件研发模式共存大大增加了大数据系统出现安全问题的概率。由于当前各个平台之间所存在的差异，系统的整合，很可能会引发安全漏洞，而一旦漏洞被攻击者利用，由于在大数据模型中，大量的应用程序相互关联，这一安全挑战因而也成为当务之急。而物理安全防护不当，数据介质则会面临安全威胁，数据遭破坏的风险也会随之增大。

如果不仔细甄别，数据也会欺骗，就像人们有时会被自己的双眼欺骗一样。数据可信性的威胁之一是伪造或刻意制造的数据，而错误的数据往往会导致错误的结论。如果数据应用场景明确，就可能有人刻意制造数据、营造某种"假象"，诱导分析者得出对其有利的结论。由于虚假信息往往隐藏于大量信息中，使得人们无法鉴别真伪，从而做出错误判断。为应对这一挑战，处理应用程序必须验证数据输入的来源是可信任的。

6.3.4.2 数据安全管理框架设计

6.3.4.2.1 数据安全管理制度与规范

安全制度和规范是对过往经验的高度总结，同时也是对未来潜在隐患的前瞻性思考。企业应以国家相关法律法规为指导，结合企业的实际安全管理情况，制定相应的数据管理规范和细则，严格按照规章制度和工作规范办事，从而构建起完善的数据安全管理体系框架。

通过制度和规范建设，实现对员工在日常数据生产行为上的指导性和约束性，在思想态度上的鞭策性和激励性；在流程上的规范性和程序性；在岗位责任上的法制化，以及管理上的科学化。要根据数据安全面临的新情况、新问题，紧密联系企业数据安全工作的实际，本着"堵漏、补缺、管理"的原则，完善数据安全工作的各项规章制度及操作规程，切实增强制度的可操作性，为企业的工作和活动提供可遵循的依据。同时，建议采取适当的监督检查手段来贯彻落实各项数据安全规章制度。

A. 数据安全管理制度制定

根据数据安全工作的政策性文件、总体方针和安全策略等，说明数据管理安全工作的总体目标、范围、方针、原则、责任等。

对数据安全相关的管理内容建立数据安全管理制度，以规范数据安全管理活动，约束人员的行为方式。

对要求管理人员或操作人员执行的日常管理操作，建立操作规程，以规范操作行为，防止操作失误。

形成由安全政策、安全策略、管理制度、操作规程等构成的全面的数据安全管理制度体系。

由数据安全组织定期召集相关部门和相关人员对数据安全管理制度体系的合理性和适用性进行审定。在数据安全领导小组的负责下，组织相关人员制定。

保证数据安全管理制度具有统一的格式风格，并进行版本控制。

组织相关人员对制定的数据安全管理制度进行论证和审定。

数据安全管理制度应经过管理层签发后按照一定的程序以文件形式发布。

数据安全管理制度应注明发布范围，并对收发文进行登记。

定期对数据安全管理制度进行评审和修订，对存在不足或需要改进的制度进行修订。

当发生重大数据安全事件时，应对数据安全管理制度进行检查、审定和修订。

每个制度文档应有相应的负责人或负责部门，负责对明确需要修订的制度文档进行维护。

B. 数据安全规范梳理

数据安全，始于数据资产梳理。数据资产梳理是数据安全治理的基础，通过对数据资产的梳理，可以确定敏感性数据在系统内部的分布、确定敏感数据是如何被访问的、确定当前的账号和授权的状况。根据企业的数据价值和特征，梳理出本企业的核心数据资产，对其分级分类，在此基础之上针对数据的安全管理才能确定更加精细的措施。

数据资产的梳理，可以从以下几个方面开展相关工作。

a. 数据使用部门和角色梳理：在数据资产的梳理中，需要明确这些数据被如何存储，需要明确数据被哪些部门、系统、人员使用，数据被这些部门、系统和人员如何使用。对于数据的存储和系统的使用，往往需要通过自动化的工具进行；而对于部门和人员的角色梳理，更多是要在管理规范文件中体现。

对于数据资产使用角色和数据治理角色的梳理，关键是要明确安全管理相关部门的分工角色、权利和职责。

b. 数据的存储与分布梳理：敏感数据的分布，是实现管控的关键。只有清楚敏感数据分布在哪里，才能知道需要实现怎样的管控策略；比如，针对数据库这个层面，掌握数据分布在哪个库、什么样的库，才能知道对该库的运维人员实现怎样的管控措施；对该库的数据导出实现怎样的模糊化策略；对该库数据的存储实现怎样的加密要求。

c. 数据的使用状况梳理：在明确数据的存储分布的基础上，还需要掌握数据会被哪些业务系统访问。只有明确了数据被什么业务系统访问，才能更准确地制订这些业务系统的工作人员对敏感数据访问的权限策略和管控措施。

C. 数据分级分类

数据分级分类已被众多行业监管机构采纳并作为标准。高价值的数据显然需要更严格的保护机制。如果没有实时的数据分类和管控，组织可能低估或高估数据集的价值，导致不准确的风险评估。错误管理将带来安全隐患，甚至发生关键数据泄露事件。而对所有数据都施以最高级别的保护，毫无疑问会造成巨大浪费，高额成本难以承受。数据分级分类能够指导相关人员恰当有效地保护重要数据资产，避免一刀切的控制方式，在数据的安全管理上采用更加精细的措施，使数据在共享使用和安全使用之间获得平衡。

根据业务需要对业务流进行梳理、分析，对内部的业务数据进行分类分级。对生成或采集的数据，进行数据分类分级的标识，从而为数据安全管理建立有效的安全基础。

根据基础数据要求标准的不同，可以将数据划分为不同的重要等级。

a. 数据分级分类的原则：分类，指依据数据的来源、内容和用途对数据进行分类。分级，指按照数据的价值、内容敏感程度、影响和分发范围不同对数据进行敏感级别划分。

b. 数据分级分类方式：根据梳理出的备案数据资产，进行敏感数据的自动探测，通过特征探测定位敏感数据分布在哪些数据资产中；针对敏感的数据资产进行分级分类标记，分类出敏感数据所有者（部门、系统、管理人员等）；根据已分类的数据资产由业务部门进行敏感分级，将分类的数据资产划分公开、内部、敏感等不同的敏感级别。

D. 数据的控制策略

针对数据使用的不同方面，需要制定数据使用的原则和控制策略（表 6-13）。

表 6-13 数据使用原则与控制策略表

数据控制	原则和控制内容
数据访问的账号和权限管理	①专人账号管理；②账号独立原则；③账号授权审批；④最小授权原则；⑤账号回收管理；⑥管理行为审计记录；⑦定期账号核查
数据使用过程管理	①业务需要访问原则；②批量操作审批原则；③高敏感访问审批原则；④批量操作和高敏感访问需指定设备、地点原则；⑤访问过程审计记录；⑥开发测试访问模糊化原则；⑦访问行为定期核查
数据共享管理	①最小共享和模糊化原则；②共享（提取）审批原则；③最小使用范围原则；④责任传递原则；⑤定期核查

E. 定期监督核查

定期的监督核查是保证数据安全相关规范落地的关键，包括以下内容：

a. 合规性检查：确保数据安全使用政策被真正执行。

b. 操作监管与核查。

c. 数据访问账号和权限的监督与核查：要具有账号和权限的报告；要具有账号和权限的变化报告。

d. 业务单位和运维部门数据访问过程的合法性监督与核查：要定义异常访问行为特征；要对数据的访问行为具有完全的记录和分析。

e. 风险分析与发现：对日志进行大数据分析，发现潜在异常行为；对数据使用过程进行尝试性攻击，进行数据安全性测试。

因此，建立健全的数据安全管理制度、流程、标准体系是非常必要的，后期才可以实行数据安全规划、计划、实施、运行、督查的全过程管控。对信息安全制度、标准进行滚动式修订，可以持续夯实自身数据安全标准化管理基础。

6.3.4.2.2 数据安全组织及人员管理

数据安全组织管理对数据安全工作的保障至关重要。

通过建立专门的数据安全组织机构，健全信息安全组织体系，以便能够切实落实数据安全管理责任制，明确数据安全治理的政策、落实和监督由谁来长期负责，以确保数据安全相关工作能够长期持续地执行，为数据安全提供有力的组织支撑。

数据安全人员管理应作为安全管理的重中之重。数据安全组织的成员应由数据的利益相关者和专家构成，要覆盖到安全、业务等多个部门。这里之所以称之为利益相关者，是因为这些人不仅仅是数据的使用者，可能是数据本身的代表者（比如本企业工作人员）、数据的所有者、数据的责任人。

数据安全组织中另一个关键角色就是数据安全的受众，这些受众是数据安全策略、规范和流程的执行者和被管理者；包括数据的使用者、管理者、维护者、分发者；大多数数据利益相关者都属于数据安全治理的受众；将这些人员纳入到这个组织中，才能够使数据安全治理过程中制订的安全原则、安全措施和安全规范在具体执行中被有效地贯彻落地。

只有有效地构建一个涵盖业务、管理、安全、执行等部门的数据安全组织机构，才能做到业务和安全的有效平衡。

另外，企业可以通过与接触重要或敏感数据的人员签订相应的安全保密协议，确保员工保护好单位内部数据的安全，以便在数据泄密事件发生后，能够通过法律手段对数据泄露事件追责。

应对企业员工进行安全培训，使员工增强安全意识，否则在某些情况下将会无意泄露本单位数据。

6.3.4.3 数据安全管理备份

在开展个例报告数据安全管理工作中，数据备份应放在重要的位置。在信息化系统范畴内，可以实现的容灾包括数据容灾和应用容灾：数据容灾要求在异地保存备份数据，确保灾难发生后本单位原有的数据不会丢失或遭到破坏；应用容灾是在数据容灾的基础上，对应用系统进行复制，确保在生产中心发生故障的情况下，异地灾备中心能够接管应用。但是，无论采用哪种程度的保护，数据备份都是最基础的，对信息系统的安全保护必须从数据备份开始。对于没有信息化系统的单位来说，数据备份同样重要。如果收集的数据主要用办公软件进行处理，那应对这部分数据进行多介质的备份。

（刘红亮　任　鞟）

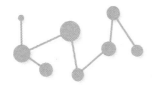

7 聚集性信号的处置

21世纪之初，我国曾出现几起药害事件，如2006年的齐二药亮菌甲素事件、安徽华源生物欣弗事件、2007年上海华联甲氨蝶呤事件，其成因大多与药品质量相关，给公众健康和生命安全带来了威胁。这些引发关注的药害事件，都呈现了聚集性的风险特点。第一时间预警和处置此类聚集性事件，可以最大限度控制风险，从而保护公众用药安全。

第五十八条　持有人在开展信号检测时，应当重点关注以下信号：

（一）药品说明书中未提及的药品不良反应，特别是严重的药品不良反应；

（二）药品说明书中已提及的药品不良反应，但发生频率、严重程度等明显增加的；

（三）疑似新的药品与药品、药品与器械、药品与食品间相互作用导致的药品不良反应；

（四）疑似新的特殊人群用药或已知特殊人群用药的变化；

（五）疑似不良反应呈现聚集性特点，不能排除与药品质量存在相关性的。

第六十一条　持有人获知或发现同一批号（或相邻批号）的同一药品在短期内集中出现多例临床表现相似的疑似不良反应，呈现聚集性特点的，应当及时开展病例分析和情况调查。

第八十九条　持有人发现或获知药品不良反应聚集性事件的，应当立即组织开展调查和处置，必要时应当采取有效的风险控制措施，并将相关情况向所在地省级药品监督管理部门报告。有重要进展应当跟踪报告，采取暂停生产、销售及召回产品等风险控制措施的应当立即报告。委托生产的，持有人应当同时向生产企业所在地省级药品监督管理部门报告。

第一百三十二条　本规范下列术语的含义：……药品不良反应聚集性事件：是指同一批号（或相邻批号）的同一药品在短期内集中出现多例临床表现相似的疑似不良反应，呈现聚集性特点，且怀疑与质量相关或可能存在其他安全风险的事件。

7.1 背景知识及相关定义

药物警戒不仅涉及药品不良反应，还涉及与药品相关的其他问题，如不合格药品等。此类质量问题，通常为聚集性事件的主要来源。

药品不良反应聚集性事件是指，同一批号（或相邻批号）的同一药品在短期内集中出现多例临床表现相似的疑似不良反应，呈现聚集性特点，且怀疑与质量相关或可能存在其他安全风险的事件。

药品群体不良事件是指，同一药品在使用过程中，在相对集中的时间、区域内，对一定数量人群的身体健康或者生命安全造成损害或者威胁，需要予以紧急处置的事件。

药品群体不良事件对社会造成的影响和危害重大，尤其需要持有人关注，要求及时发现、及时处理和及时控制，防止药害事件的扩大和蔓延，避免更多的患者受到伤害。药品群体不良事件在定性之前常称之为"药品不良反应聚集性事件"（以下简称"聚集性事件"）。

我国药监部门高度重视聚集性事件相关监管工作，发布了《药品不良反应监测预警信号审核技术规范》等多份指导性文件，同时也强调持有人应该加强对聚集性事件的监测，以便能够及时发现、调查、分析，并采取相应处置措施。

《规范》第六十一条规定："持有人获知或发现同一批号（或相邻批号）的同一药品在短期内集中出现多例临床表现相似的疑似不良反应，呈现聚集性特点的，应当及时开展病例分析和情况调查。"第八十九条规定："持有人发现或获知药品不良反应聚集性事件的，应当立即组织开展调查和处置，必要时应当采取有效的风险控制措施，并将相关情况向所在地省级药品监督管理部门报告。有重要进展应当跟踪报告，采取暂停生产、销售及召回产品等风险控制措施的应当立即报告。委托生产的，持有人应当同时向生产企业所在地省级药品监督管理部门报告。"进一步明确了持有人对聚集性信号和聚集性事件处置的相关要求。

7.2 聚集性信号的发现

当前，持有人聚集性信号来源可分为被动接受（药品不良反应监测机构通报）和主动发现（持有人自行监测发现）两方面。

7.2.1 药品不良反应监测机构通报的聚集性信号

2020 年，国家药监局印发《药品不良反应聚集性事件监测处置工作程序》，要求对监测发现的聚集性事件，事发地省级药品不良反应监测机构应立即组织对相关病例报告进行调查和关联性评价，对聚集性事件进行分析评价，对经分析评价认为可能存在安全风险的，应及时向省级药品监督管理部门和国家药品不良反应监测中心报告，同时通报持有人（或境外持有人指定的在中国境内的企业法人）所在地省级药品不良反应监测机构。持有人所在地省级药品不良反应监测机构应将聚集性事件相关信息通知相关持有人，并指导和督促持有人进行风险排查，对经风险排查和评价认为可能存在安全风险或其他情况的，及时向省级药品监督管理部门和国家药品不良反应监测中心报告，并通报事发地省级药品不良反应监测机构。由此可见，国家监测系统预警平台产生的聚集性信号经监测机构初步审核后认为可能存在安全风险或其他情况的，由事发地省级中心通报持有人所在地省级中心，再由持有人所在地省级中心告知持有人相关信息。

持有人获知预警信号后，建议按照由下至上快速报告的原则分阶段报告。

首次报告：建议持有人药物警戒专员或相关信息接收人在获知或发现公司药品不良反应聚集性信号后尽可能获取准确、完整的信息，复核并完成初步关联性评价后采用电话或直接报告的方式立即向药物警戒负责人报告。如药物警戒负责人为首位获知聚集性信号的人员，则应组织药物警戒专员立即开展病例的初步调查和关联性评价。调查的内容至少包括产品名称、规格、批号等信息；事件发生的时间、地点、信息来源、影响范围；事件发生的性质、发展态势、已采取措施等。因客观原因暂时难以掌握准确信息的，应及时报告基本情况，重点关注严重不良反应、非预期不良反应。

药物警戒负责人根据事件初步调查处理进展及预警信号初判，可适时报告并启动公司药品安全委员会会议。

药品安全委员会应依据药品不良反应/事件预警信息，以涉事批次药品为主要线索，组织风险排查，开展分析、评估、风险研判，如事件符合持有人药品安全突发事件应急预案的，则应明确重大事件响应级别，并向各级药品监督管理部门及不良反应监测机构报告。从药物警戒负责人获知药品不良反应/事件预警信息至公司安全委员会启动重大事件应急响应并报告各级药品监督管理部门建议不超过 24 小时。

跟踪报告（续报）：持有人药物警戒部门采用书面报告或其他形式，在初报基础上报告有关确切数据，如病例基本信息、主要症状与体征；事件发生的可能原因、

162

过程、进展情况及已采取的应急措施等基本情况。

处理结果报告：采用书面报告，在初报和续报的基础上，报告处理事件的措施、过程和结果，潜在或间接危害、社会影响、处理后的遗留问题，参加处理工作的有关部门和工作内容，出具有关危害与损失的证明文件等详细情况。

集团公司内，其产品若分属集团公司下各分公司持有，但统一开展销售、研发等工作的，应建立信息传递及会商机制，以便快速获知并处理聚集性信号。

7.2.2 持有人自行发现的聚集性信号

持有人药品不良反应日常监测评价工作除安全性信息的收集外，主要是对药品安全信号开展评估、确认和风险预警，聚集性风险监测是日常监测的一部分。持有人除被动接受药品监管部门的预警信号外还应根据自身情况开展预警信号监测工作。国家药品不良反应监测中心自 2009 年开始，定期向持有人反馈其持有品种的不良反应个例报告。目前已经实现实时反馈。从数据信息来源看，目前持有人可以及时获得国家药品不良反应监测中心的反馈数据，如果与持有人自主监测收集的不良反应数据相结合，这对于开展聚集性风险监测是有很大优势的。

7.2.2.1 信号检测方法概述

目前，国内外常用的聚集性事件信号检测方法有不相称性测定分析法（disproportional analysis）、时间（频率）变化监测算法（temporal change detection algorithm）、聚类分析（cluster analysis）等，具体方法介绍参见《药品 GVP 指南 风险识别、评估与控制》2.2.2.3 部分。当然，目前我国药监部门、部分持有人还通过基于预警规则的方法进行聚集性信号的检测，即通过在预警系统中设置合理的预警规则来检测聚集性信号。

7.2.2.2 预警规则的制定

持有人制定的预警规则，必须既能保证药品突发性群体不良事件预警过程中被发现，还要保证预警系统运行后，以往出现的各次重大安全事件类似的事件能够被发现。各持有人可根据药品品种安全性特征的各种因素，建立各自的预警规则。例如，可以将监测时间范围扩大，以规避因报告提交不及时而被忽略掉的预警信号，或降低严重病例预警触发限值，或补充关注的不良反应表现，以规避如报告类型填写错误等报告质量问题造成的预警信息遗漏。

持有人可根据目标品种的产品特征和相关 ADR 报告特征设定合理的数据分析频

次，重点关注新的且严重不良反应、报告数量异常增长及药品不良事件聚集性趋势等，创建具体预警信号规则。预警信号规则主要是对聚集性风险要素的描述，规则特征应明确且灵活多样，适应目标品种特性，如聚集性风险要素主要包括 ADR 报告数据的锁定时间范围，同品种、同企业、相同/临近生产批号、同一/相似 ADR 名称、不同类型报告数量（一般报告、严重报告、死亡报告）等。除此以外，当收集目标品种的 ADR 数据量较小，可以考虑采用人工经验识别聚集性事件，并依据有关工作流程或规范开展日常监测评价；如果目标品种的 ADR 数据量较大，可以考虑将人工识别聚集性特征经验方法固化成计算公式或者人工智能技术，运行在持有人网络平台或电子系统上，再依据有关工作流程或规范开展日常监测评价。如果选择建立针对海量数据聚集性风险监测的网络平台或系统，可以参考国家药品不良反应监测中心药品不良反应监测预警平台的设计形式。

持有人可根据自身工作实际需求，设定聚集性要素的具体数值。①如锁定 ADR 报告接收时间或 ADR 发生时间范围内的报告，可参考 1 周、半个月或 1 个月，时间长短可能与呈现聚集性特征报告的累积数量成正比；②同品种的设置，需考虑 ADR 报告中的同一药品名称仅是怀疑用药或是需要扩大到并用药，纳入范围大小可能与呈现聚集性特征报告的累积数量成正比；③同企业的设置，需要考虑是否有生产企业名称简称、全称或不同委托生产企业名称的情况；④同批号的设置，持有人可以根据批号编制规则考虑是固定同一批号还是扩展到相邻若干批次，纳入批号的数量可能与呈现聚集性特征报告的累积数量成正比；⑤同 ADR 的设置，需要考虑在 ADR 数据规整后，选择设置为同一 ADR 名称或相似的 ADR 名称，如果从识别潜在质量问题的角度考虑，建议关注"畏寒、发冷、寒战、寒颤、颤抖、发热、高热、发烧、输液反应"等 ADR 名称；⑥设置不同类型 ADR 报告数量时可考虑关注的风险度与 ADR 报告数量成反比，也就是严重程度越高的 ADR 报告在聚集数量较少时就可以考虑被设定为信号，具体报告数量可参考 2 例、3 例、5 例、10 例、20 例、30 例、50 例等。预警信号规则的设置是一个较为复杂的过程，在提高聚集性因素敏感性时可能会产生较多的信号，将会增加人工审核信号的工作量，而较多的预警信号是否会按照预期提高聚集性事件阳性率还需要实践证明。同时，信息化系统运行承压能力/人工经验识别能力是否可以在预警信号敏感度、审核工作量以及聚集性事件阳性率之间实现平衡，同样需要在工作实践中不断完善。

7.3 聚集性事件的调查

所有信号出现后都需要评估，而评估过程往往需要以现场调查信息作为主要依据，经评估确认的就可以认为是聚集性事件。因此聚集性信号的调查一定要迅速并且准确，并根据结果判断事件成因进而开展针对性风险控制，实现风险最小化。

调查应从以下三个环节展开：生产环节、流通环节和使用环节。

7.3.1 生产环节

一般情况下，当持有人收到聚集性信号时，首先应考虑是否与产品质量问题有关，如果持有人获知出现了较多聚集性的寒战、发热报告或者超过预期发生率的其他不良反应报告，那么在调查开始前也应怀疑存在质量问题。

持有人质量部门可对从市场回收的怀疑批次或邻近批次药品及相关企业留样进行标准全检或者建立新的检验方法进行非标准检验，检验不合格项目可能涉及热原、异常毒性、无菌、可见异物、不溶性微粒、细菌内毒素等。同时建议持有人质量部门回顾该批次产品放行检验过程有无异常；批检验记录所有偏差是否都经调查处理；同批次留样结果是否正常。

同时建议持有人对药品生产环节开展自查，发现药品质量潜在的风险因素。以往媒体报道过的聚集性事件大多在生产环节发现了风险成因。建议持有人在生产自查时主要围绕以下因素开展检查，包括机构人员、厂房设施、设备、环境、物料与产品、批量生产过程、质量控制与质量保证、灭菌保证能力等。持有人对自身产品都非常了解，熟知生产过程与检查步骤，自查时需要重点关注生产怀疑批次产品的全过程是否有变化情况。如采购环节，应回顾物料来源合法性，即购进人员身份、供应商资质、物料资质是否合法，购买手续是否齐全；物料环节，应关注所用全部原辅料及内包材入厂检验情况、验收是否合格，有无退货情况及退货原因，物料储存、取样、投料环节有无异常或引入污染的可能性，物料使用过程的物料平衡是否异常及物料在车间暂存时的储存条件和存放时间；生产环节，应关注设备运行是否正常、有无重大维修、人员有无重大变动、环境监测是否符合规定、生产操作过程是否符合操作规程、关键控制参数有无偏移（对比趋势分析）、涉事批次当日生产时间有无超时、中间体控制结果有无异常、终端灭菌有无异常；质量控制环节应回顾批生产记录有无偏差、是否涉及变更验证、关键质量属性（CQA）和关键工艺参数（CPP）是否超出范围及质量体系运行评估。如果怀

165

疑生产环节发现的风险因素可能构成质量缺陷或质量问题时，需通过药品检验进行验证。

案 例

　　某年8月，甲公司内部不良反应监测系统聚集性事件预警平台提示H注射液产生聚集性预警信号，涉及10例患者出现发热、寒战不良反应表现。药物警戒部门在当地销售部门同事的帮助下，前往事发地医院调查，排除耦合、院内感染、并用药品等因素，确定H注射液为怀疑药品，立即建议并配合事发医院暂停使用该药品，同时继续梳理辖区内该批次产品的不良反应发生情况。

　　药物警戒部门将相关信息通报质量部后，建议其对公司内部留样进行检验。质量部与药物警戒部门等一起组成内部调查组，对公司内部生产线现场及该产品的投料、仓库、留样、生产、检验记录等调查分析。

　　初步调查情况显示该品种于某年批准生产，灭菌条件为流通蒸汽100℃，30分钟，再注册未发生变更。现场调查时发现该产品 F_0 值为0，配料封灌过程有过滤除菌措施，但存在污染危险；灭菌环节分为2柜灭菌，但包装上无亚批标识，存在一定的安全隐患。

　　甲公司立即启动紧急召回程序，召回涉事批号的H注射液，并要求仓储、市场部摸清同一生产周期生产的其他5个批次H注射液的销售流向。随着调查深入展开，最终发现2灭菌柜中有1柜在灭菌过程中发生故障，其灭菌时间未达到要求时间，导致该产品"无菌、细菌内毒素和可见异物"不符合规定。

7.3.2 使用环节

　　药品使用环节调查将对分析预警信号评价安全风险特点、建立典型病例纳入范围和判断事件成因提供重要依据，往往需要以现场调查（随访）信息作为主要依据，或由销售部提供相关信息。首先应调查用药人数，通过调查用药人数和发病人数，计算发生率与预期ADR发生率比较来分析安全风险的强弱。其次应对发病患者的基本情况进行逐例调查，所有与聚集性事件有关的患者所使用的药品信息均需收集。争取在24小时内完成不良反应信息初步调查核实工作。

具体调查信息建议包括：

A. 个例报告的真实性：是否有重复报告，以排除报告质量问题带来的假信号。

B. 基本信息：信号发生的时间范围、发生的地点；所有用药患者数量，患者涉及科室，不良事件的人数，报告严重程度，死亡报告数量等，通过调查用药人数和发病人数，可计算出发生率，以便于与预期 ADR 发生率进行比较来分析聚集性风险强弱。

C. 患者信息：姓名、性别、年龄、体重、民族、联系方式、病例号、预期治疗疾病情况（包括疾病的诊断、实验室检查等相关数据）、既往病史（包括患病年限、既往不良反应史，包括既往发生不良反应的药品名称、出现的反应等）、过敏史、用药原因、是否严重、不良事件发生时间、不良事件救治情况、不良事件结果、去激发与再激发、不良事件表现、其他信息等。其中重点调查年龄、用药原因、严重程度、不良事件表现、发生时间、不良事件结果等。以便于及时总结聚集性事件典型病例特征以及确定病例纳入范围，为聚集性事件收集更多病例信息和跟踪病例进展提供依据。应特别关注与发病患者使用相同药品但未发病患者的情况，是否存在使用了不同的产品、不同的合并用药、不同的用法用量、不同的季节、不同的人群用药等差异，这些信息同样将为评价分析提供重要的对比信息。

D. 药品信息：所涉怀疑药品通用名称、生产厂家、批准文号、批号、规格、生产日期、有效期等；获取药品包装盒及说明书；药品进购数量、使用数量、并用药品情况等；所有与聚集性事件有关的患者使用过的药品信息均需收集，并向药房、医生、护士或患者逐一核对。关键在于调查清楚患者所使用药品的生产企业、名称、规格和有效期等信息，相关信息对锁定聚集性事件涉及的怀疑药品和怀疑批次十分重要。

E. 不良反应信息：开始用药时间；不良反应出现的时间；不良反应具体表现、实验室检查、诊断；停用怀疑药品时间；不良反应救治及转归情况，同批次药品不良反应发生率等；在调查中还要询问以往使用怀疑药品其他批次或者其他企业同品种后是否出现不良反应/事件或类似聚集性事件的情况等，以便于比较分析使用怀疑批次药品出现不良反应/事件表现方面是否有特殊性，以及比较使用其他企业同品种后是否有特殊性，通过分析以进一步锁定怀疑药品和怀疑批次。

F. 同时使用的医疗器械情况：名称、生产单位、规格、注册证号、生产日期、有效期等，以避免因为医疗器械的原因导致的聚集性事件。

G. 医疗服务情况：药品及稀释液储存、分发、使用和处理，药品的稀释过程和保存时间；静脉输液速度，使用药品的配伍情况等；注射器和针头的使用和消毒情况；使用药品受到污染的可能性；院内感染的可能性。

H. 与事件有关的其他信息，例如，使用可疑药品的其他人员是否出现其他反应；

未使用可疑药品的其他人是否出现反应；其他怀疑因素（使用单位的储存条件是否符合相关规定，是否存在明显的禁忌证用药，是否存在超说明书规定用药，与发病患者使用相同药品后未发病患者的情况如何，是否与合并用药、用法用量、季节、人群有关等）。同时还要关注类似的不良表现在日常是否有存在漏报的情况，以便于比较分析本次监测到的聚集性风险/事件是否因日常漏报而被风险放大。

案 例

　　某年7月，甲公司药物警戒部接到某省市第一人民医院通知，该医院收治了群体性预防性服用A药和B药引起药品不良反应的患者，住院118人，门诊观察15人，其中成人93人，儿童40人。所有患者均是空腹服药后十多分钟至2小时发病而先后入院。临床表现：恶心、呕吐、头痛、头晕、乏力、视力模糊或复视、肝功能损害、心肌酶谱升高、心电图ST-T、窦性心动过缓、高血压。

　　甲公司药物警戒部门在销售部门当地员工的帮助下开展了调查。

　　调查事件起因为4月，当地某村出国务工人员因下肢骨折回国治疗。5月其被当地人民医院诊断为恶性疟疾。患者先后于5月、6月、7月3次接受药物治疗，尚未治愈。接报后，当地疾控中心立即组织开展流行病学调查和血涂片复核等工作，并对该患者接触范围内的人员进行预防性服药。7月某日下午，市、区疾控中心工作人员组织曾与患者接触的相关群众共143人进行预防性服药。药物尚未分发完时，其中一名先行服药的儿童出现头痛、脸色苍白、无力等症状，群众紧急将其送至医院抢救，最终因抢救无效死亡。其他人员服药后约1小时，部分服药群众陆续出现疲倦、嗜睡、呕吐等症状，当地卫生部门及时将群众送往某省市第一人民医院救治，合计133人发生不良反应。

　　药物警戒部门员工发现，该地区为预防疟疾进行预防服药，按照每个成人4片A药，3片B药，每名儿童4片A药的剂量进行发放和指导服用，其中A药每粒为0.155g。而用于预防疟疾时，儿童只需要每千克体重服用4~5mg药量，而A药每粒为0.155g，4片达620mg，按计算需要一个124kg的人吃下去才能够平安无事。此次事件中死亡的3岁女童体重不足20kg，她服用的预防药物超正常量6倍，大大超过了儿童预防用药的适用剂量。本次事件最终排除药品质量问题，其中成人服用后不适属该药物的正常药物反应，16岁以下儿童用药和成人用量相当，属于剂量过大。

7.3.3 流通环节

持有人在药品流通环节调查要点可参考以下内容：怀疑药品流向哪些地区哪些医院；使用单位进药环节是否合法合规；使用单位对每个怀疑批次药品购入量、使用量、剩余量、封存量、抽样量；使用单位药品储存条件是否符合有关规定；以及药品运输环节的温度、湿度等条件是否符合有关规定。同时建议调查市场上已使用同批号药品但未发生不良反应的区域及其使用情况，确认运输地区、天气情况、温湿度、运输时间有无偏移、空调或温湿度监测设备是否故障、成品运输车辆的密封性并关注了解有关部门采取的措施。通过调查流通环节信息可以查清怀疑药品流向，为扩大调查聚集性事件信息与风险控制提供指向；还可以为计算整体聚集性事件中的个案发生率提供数据；更重要的是为分析是否出现药品变质等风险提供依据。并关注了解有关部门采取的措施。

> **案 例**
>
> 　　某年某月甲公司接到其所在省份省级不良反应监测中心通知，其 A 药品（口服制剂）多次在国家不良反应监测系统预警平台上出现发热、寒战、过敏反应的预警信号，均为该品种已知不良反应，但其预警频次远高于其他企业的同品种，且有医疗机构提示更换其他企业同品种后，不良反应消失。甲公司随即对该品种寒战、发热、过敏反应不良反应病例进行调查分析，排查风险。
>
> 　　甲公司药物警戒负责人收到通知后，第一时间组织召开药品安全委员会，讨论确定该品种确有存在聚集性信号的可能，决定对此前 5 年的不良反应数据进行规整，以此来评判聚集性信号的相关性。
>
> 　　通过数据规整，批号聚集性情况主要集中于批号聚集和地区聚集两个方面。药物警戒部对 2 个方面进行深入分析后发现：
>
> 　　① 批号聚集：对批号聚集排名靠前的几个批号进行生产环节的回顾，通过查看生产记录、包装记录、检验记录和发运记录，均未发现有可能造成质量影响的异常情况。另对排名前十批号的成品出厂放行检测参数进行汇总，包括性状、鉴别、溶出度、含量均匀度、脆碎度、有关物质、含量、微生物限度、目检观察，结果均符合规定。考虑到有关物质即杂质的含量可能会对不良反应的发生情况有所影响，故对所有批号的有关物质含量情况单独进行了折线图绘制，排名前十批号的有关物质含量情况未见有

169

异常趋势。

该公司原料药采购于乙公司和丙公司两家公司。对排名前十批号产品的原料药进行分析，其原料均采购于乙公司，怀疑可能与原料药的差异有关。对不同年份聚集批号产品的原料药供应商进行比较，不同年份的采购对比情况差异很大，无法显示聚集批次与所使用原料药供应商不同的关系。

另对采购于乙公司的原料药中有关物质含量的情况绘制折线图进行分析，显示乙公司原料药中有关物质含量也与聚集性批号无直接关系，但在聚集批号中 A 型杂质含量偏大。同时持有人研究了该产品与原研药品之间的差异，对原研药品与其产品成品的有关物质含量进行对比分析，结果显示有关物质含量情况均在限度范围内且公司产品含量明显低于原研药品。

②地区聚集：数据分析显示，寒战的不良反应病例较多地发生在 S 地区，S 地区常年温度大于 20℃，而该品种的储存环境需在阴凉（不超过 20℃）干燥处保存，同时实验室数据显示在高于 20℃ 的环境下，该品种中的杂质含量增长速度会明显增大。

同时销售部反馈，多数南方地区该产品实际储存条件为 20℃ 以上，实验室长期试验数据显示，在 25℃ 的情况下储存 3 年，该产品有关物质含量有所增长但在限度范围内，目前有关物质含量多少与发生不良反应仍处于未知情况。

根据分析结果，甲公司针对性地进行了风险控制：①均衡采购两家原料药公司的原料药，同时尽量选用杂质 A 较少的批次进行采购；②在进行产品宣讲时应强调该产品的储存条件，同时改进产品工艺，使产品储藏条件放宽为在 30℃ 干燥处保存；③修改产品说明书，完善产品不良反应信息。

7.4 聚集性事件原因分析

持有人接到聚集性信号后，应对信号所涉及的所有病例进行包括严重性、关联性和预期性的分析，而后再结合其使用情况调查和内部自查情况分析其聚集性风险的潜在影响因素。通过现场调查往往会收集到大量信息，主要包括可疑质量问题、使用环节问题、药品不良反应因素或其他因素等，持有人需要通过分析评价，排除干扰因素，确认聚集性信号/事件的直接成因。

7.4.1　可疑质量问题

当患者表现为聚集性的"畏寒、寒战、发热、输液反应"等典型表现，或出现明显与药品所含成分无关的聚集性风险表现时，首先应怀疑是质量问题因素。此外，如果患者出现"已知不良反应表现"而相关聚集性事件中的个案发生率却较高时，还要考虑是否有混入其他物质的可能因素等。发现品种聚集性信号时，可根据品种特点，增加平行对比试验，或参考其他标准对品种进行深入研究，若发现异常，立即采取风险控制措施。

> **案　例**
>
> 　　某年甲企业收到某省市一基层卫生院医生反应，其诊所连续 7 天内出现 9 例患者使用 A 注射液静脉滴注后寒战、发热病例，患者家属情绪激动，其诊所已停诊。A 注射液为糖皮质激素，具有抗炎、抗过敏、抗风湿、免疫抑制作用。其说明书不良反应表现无畏寒、寒战、发热等提示。
>
> 　　甲企业药物警戒部门获知该信号后赴现场开展调查，9 例患者均为上呼吸道感染，均使用了抗生素和 A 注射液静脉滴注，了解患者基本情况、药品使用情况和不良反应发生情况，未见明显不合理用药的情况。
>
> 　　甲企业对该产品留样检验结果显示符合药典标准。事件发生当年，该品种药典标准检查项目中无"细菌内毒素"的检查项目。根据其临床表现，该省药监部门协调当地药品检验机构，参考美国药典该品种细菌内毒素检查标准，对其进行多个批次的平行试验，最终发现该批次产品细菌内毒素项目明显高于其他批次，且高于美国药典中该项目药品标准。
>
> 　　最终，甲企业全面召回该批次产品，并对其标准进行提高。

7.4.2　使用环节问题

临床上的用药错误是聚集性事件产生的一个主要因素，持有人收到聚集性信号后，应考虑信号涉及病例是否存在用药失误。

常见的用药失误有以下几种类型：①处方错误：不正确的药物选择（包括适应证、禁忌、已知过敏反应、现存药物治疗或其他方面的不正确选择）、剂量（给药剂量大于或小于处方剂量，或者重复给药）、剂型（经过调配的药物剂型并不和医嘱一致）、数量、给药途径（给药途径未按有关标准或者采用了不恰当的方式给药，比如静脉注射代替了肌内注射）、浓度、给药速度，或医师不正确的用药指导；非法处方开立并导致患者伤害；难以辨认的处方或用药顺序可导致患者错误用药；②遗漏错误：在下次给药前未给予本次药物治疗；③给药时间错误：给药的间隔时间不正确；④配药错误：药物在给药前采用了不正确的调配程序或制造技术，比如制剂准备错误或使用了非正确的药物稀释方式；⑤给药技术错误：不合适的给药操作或（和）不合理的给药技术；⑥变质药品错误：所使用药物已过期，或药物的物理或化学性状已改变；⑦监测错误：未能有效回顾处方以发现或改善问题，或未能有效利用临床或实验室数据评价患者对治疗的反应；⑧依从性错误：未遵医嘱的患者不适当用药行为；⑨标签贴错：药品被贴上了非正确的标签。

如果在药品使用环节发现明确的禁忌用药，或者配伍后性状改变仍在用药，或者超说明书规定用药后发病，以及用药错误等，那么考虑成因可能是药品使用环节的因素。

案 例

某年某省甲公司生产的 A 药品（口服制剂）在公司内部药品不良反应监测系统预警平台上多次出现发热、寒战的预警信号。该公司药物警戒负责人收到通知后，对其前 5 年的不良反应数据进行规整，数据分析显示，发生寒战的不良反应中，口服给药途径占比 70%，其余给药途径包括阴道给药、直肠给药、舌下给药等。

怀疑药品是前列腺素 E_1 衍生物，可刺激体温中枢升高体温，当体温低于下丘脑体温调定点时即可诱发寒战，寒战是机体对中心低体温的代偿反应，以保证机体正常的生理和代谢功能，机体通过收缩外周血管减少散热，通过寒战使产热增加，以保证正常的体温平衡。

该公司药物警戒部门相关同事对其进行文献检索，显示阴道给药途径相较于口服给药途径来说不良反应的发生会有所减少，但不同的给药途径对寒战的发生影响就已知数据来说无法探究。因此该公司药物警戒部门向市场部、销售部等相关部门发出了加强监测的要求。

7.4.3 药品不良反应因素

在药品检验合格、使用环节和流通环节合规的情况下，需要进行以下因素分析以考虑成因与 ADR 的相关性：考虑不良反应/事件表现是否有时间关联，相关的 ADR 表现是否说明书已记载，ADR 报告数据库、文献数据库是否有报道，临床表现是否可以用药理作用解释，是否存在药物相互作用，是否存在去激发或再激发阳性的证据，发生率是否在已知范围内，如果是过高的发生率，还要考虑是否可以被漏报、集中用药等因素解释。

案　例

某年，甲公司药物警戒部门在例行数据分析过程中发现，其 A 胶囊有 5 例肠黑变的病例，且呈批号聚集性，遂对该信号开展调查。

A 胶囊为中药硬胶囊剂，用于润肠通便，涉及患者 5 例均为老年患者，因便秘在医院开具该产品，并续断使用 3~4 年，经医院检查有结肠黑变现象。因药品使用时间较长，无法明确其产品批号，故而填报报告时选择医院现有药品批号进行填写，可排除产品的批号聚集性。

结肠黑变病是结肠固有层内巨噬细胞含有脂褐素物质的一种黏膜色素沉着性病变，是一种少见的非炎性的、良性可逆性疾病。病因与服用蒽醌类泻药、长期便秘、慢性肠道炎症和微量金属、矿物质摄入等有关。

该药品处方中含有芦荟（含蒽醌类成分），与不良反应有关联性。查询甲公司该产品不良反应历史数据，无相关病例，判断可能为使用时间过长或长期便秘造成。A 胶囊说明书注意事项中有安全性提示："服药 3 天后症状未改善，或出现其他严重症状时，应到医院就诊。"患者并未注意到长期服用该药品可能的风险。

7.4.4 其他

持有人获知聚集性信号后，除考虑以上因素外，还可以考虑综合患者原患疾病进展、地方病或偶合事件等其他成因，以分析聚集性信号产生的影响因素。

> **案 例**
>
> 　　某年 9 月，甲公司 D 注射液（批号：21**B2）在某省某市 3 家医疗机构出现预警信号，涉及 6 例不良反应报告，其中 3 例严重病例，含 2 例过敏性休克。6 例病例分别为 X 卫生院 4 例（过敏性休克 2 例，皮肤发红、丘疹、恶心 1 例，斑丘疹 1 例），W 卫生院 1 例（寒战），B 中心卫生院 1 例（腹胀）。
>
> 　　甲公司药物警戒部门现场调查显示 X 卫生院 4 例药品不良反应病例患者年龄 68~74 岁，均患有冠心病或高血压等心血管系统疾病。门诊处方为 D 注射液 20ml+ 氯化钠注射液 250ml，不良反应均发生在本疗程首次用药当天 30 分钟内，无合并用药，静脉滴注速度为每分钟 25~30 滴。4 月 25 日，该院购进 D 注射液（批号 20**B1）600 支，7 月 23 日购进 D 注射液（批号 20**B2）600 支。4 病例中患者 1 用药时间为 5 月 16 日，根据购药情况，该病例使用的 D 注射液应为批号 20**B1 产品，可排除。查询 20**B2 批产品库存情况，余 310 支，使用 290 支，不良反应发生 3 例，发生率 1.03%。接诊医生反应，3 名患者均为慢性病老年患者，多次入院治疗，体质较弱，既往均使用过 D 注射液，其中 1 患者本次不良反应发生后第二日再次使用该批次 D 注射液，未再发生不良反应。B 中心卫生院提交的 1 患者不良反应报告使用的 D 注射液批号经查为填写错误，实际应为 20**B1，可排除。批号 20**B2 的 D 注射液共进 600 支，目前使用 580 支，未发生不良反应。W 卫生院购进批号 20**B2 的 D 注射液 300 支，使用 199 支，发生不良反应 1 例。
>
> 　　甲公司报告该批次产品该省市场共发货 5.64 万支，药品不良反应报告 6 例。全国发货 16 万支，不良反应报告 13 例。其上报比率基本相同，考虑患者自身因素，基本可排除该药品质量问题。

7.5 风险处置

　　如果持有人通过聚集性风险监测发现面临某种聚集性风险挑战，需要立即进行扩大范围的信息收集与分析评价。建议持有人开展相关聚集性事件处置时，根据成因分析结果及事件特点，及时针对性采取暂停使用、销售、生产以及召回等风险控制措施，并及时跟踪聚集性风险/事件进展以及评估风险控制效果，以期最大限度主动控制聚集性风险蔓延，保障公众用药安全，最大程度减少自身商业损失。

7.5.1 应急响应

在处置过程中，建议持有人内部进行合理分工协调。

7.5.1.1 药品安全委员会

建议药品安全委员会承担全面领导、指挥、组织、协调药品聚集性信号处置工作，负责组织公司配合各级药品监督管理部门对重大药品安全性事件的调查，开展风险研判；负责处置方式的决策，如聚集性信号涉及药品重大安全事件的，药品安全委员会则需要启动相应级别应急预案并批准药品召回等；负责批准药品召回计划；负责对外发布调查处理的重要信息，如召开发布会。

7.5.1.2 药物警戒负责人

建议药物警戒负责人负责组织、指导对药品不良事件在事发地的现场调查和处理，给出指导意见，包括不良反应病例处理和涉事药品处理；负责根据药品不良事件预警信号初判，组织并监督开展公司内全面质量排查和风险评估。负责审批预警信号的应急预案及事件调查报告；负责召集药品安全委员会对药品不良事件开展研究讨论，组织药品安全委员会对预警信号/事件的发生原因、关联评价及处理意见作出决议；负责审批药品召回计划及召回总结报告；向各级药品监督管理部门及其他有关部门报告药品不良事件的调查情况和处理结果。

7.5.1.3 药物警戒部

建议药物警戒部负责通过各有效途径收集、核实、分析、评价和按规定时限向国家药品不良反应监测系统上报公司生产销售药品不良反应/事件；负责药品不良反应/事件的日常监测，准确识别预警信号，分级初判，及时向药物警戒负责人及药品安全委员会报告；负责组织药品安全委员会会议的相关事宜（包括时间、地点、参加人员、会议议题及记录等）；负责聚集性事件调查结果的汇总，出具调查报告，调查报告内容包括但不限于病例基本信息、药品使用情况、不良反应发生、患者诊治情况等，以及药品生产、储存、流通、既往类似不良事件情况等；上报公司药品安全委员会会审；负责药品不良反应/事件的数据、记录、文件、调查报告的最终归档；负责落实药物警戒相关风险控制及整改措施。

7.5.1.4 研发管理部

建议研发管理部负责药品不良事件中涉事药品现行处方工艺的合理性及与注册批准的一致性评估；负责依据药品研发阶段的非临床及临床研究结果给出聚集性信号/事件发生原因的参考意见，必要时寻求合适第三方医学专家的指导；参与聚集性信号评价和处理。

7.5.1.5 生产部

建议生产部负责组织人员对药品聚集性信号中涉事药品生产过程的调查，排查潜在的质量风险，出具调查结果，分析聚集性信号/事件发生的可能原因，给出参考意见；参与聚集性信号的评价和处理，落实生产相关风险控制及整改措施。

7.5.1.6 质量管理部

建议质量管理部负责组织人员对药品不良事件中涉事药品质量管理体系进行全面调查及风险评估，出具调查结果，分析聚集性信号/事件发生的可能原因，给出参考意见；负责制定药品召回计划，经批准后书面通知商务部、销售部在规定时限内实施药品召回；参与聚集性事件的评价和处理，落实质量体系相关风险控制及整改措施。

7.5.1.7 质量检验部

建议质量检验部负责对聚集性信号/事件中涉事药品检验过程和稳定性留样情况的调查评估，出具调查结果。负责药品不良事件中涉事药品的复检评估及检验工作。负责落实质量检验相关风险控制及整改措施。

7.5.1.8 外联采购部

建议外联采购部确保所有物料购进来源的合法性；负责对聚集性信号/事件中涉事药品所用全部物料（包括原辅料、直接接触药品的包装材料及容器、其他直接参与生产过程的物料）的采购、到厂运输过程的调查分析，出具调查结果；负责落实物料采购相关风险控制及整改措施。

7.5.1.9 仓储管理部

建议仓储管理部负责对聚集性信号/事件中涉事药品所用全部物料（包括原辅

料、直接接触药品的包装材料及容器、其他直接参与生产过程的物料）及成品的仓储、发运过程的调查分析，出具调查结果。负责召回药品的接收、存放和销毁处理。负责落实药品仓储相关风险控制及整改措施。

7.5.1.10　销售部

建议销售部负责接收本公司生产销售药品在使用终端（医护人员、药师、患者）有关聚集性信号/事件的反馈或投诉，初步核实情况并将完整信息及时通报药物警戒专员。接收书面召回通知和召回计划，负责按照召回分级在规定时限内通知有关药品经营企业、医疗机构实施药品召回。

负责组织人员在第一时间组织事发地的现场调查，指导区域销售经理对聚集性信号/事件中涉事药品在事发地的临床使用和病例情况进行核实、调查取证，及时向公司反馈准确信息。负责聚集性信号/事件中涉事药品上市后的流向追溯，向质量管理部和销售部提供涉事药品的销售清单。按质量管理部要求组织各地快速有序的实施药品召回，及时跟踪反馈召回进度。负责与医疗机构协商涉事批次药品的处理；负责按照药品安全委员会决议，执行药品不良事件在事发地的患者安置及善后处理。

案例：甲公司聚集性信号处置应急演练

甲公司药物警戒专员每日登录药品上市许可持有人药品不良反应直接报告系统查询并下载反馈数据，完成各原始病例信息复核、查重、评价、报告及录入企业自建药品不良反应数据库。并设定每月最后一个工作日对数据库内数据进行一次数据分析，监测并识别药品不良反应/事件异常信号。

10月28日，该公司药物警戒专员收到所在地省级药品不良反应监测中心老师反馈，其生产的W注射液（批号：20**05）在H省、Q省出现聚集性信号，涉及病例12例，H省F医院4例，Q省Y医院3例，建议企业对该信号开展风险排查。

药物警戒专员收到该信号后，立即登录直报系统，查阅企业数据库，复核公司数据库内该信号涉及的全部个例病例，初步排除不合理用药情况。同时药物警戒专员追溯涉事批次药品（批号20**05）并扩大至相邻批次（前后各10批）的不良反应历史情况。未见其他聚集性趋势，暂锁定为当前涉事批次及事发地H省F医院、Q省Y医院。立即电话报告药物警戒负责人，说明信号涉及病例基本情况及关联性评价结果。同时加强对涉事批次药品及相邻批次（前后各 10 批）的持续性监测，如有相似聚集性异常，一并报告纳入调查。

药物警戒负责人通知销售部协助，12 小时内完成事发地病例随访调查（以反馈码为线索），进一步确认病例真实性、信息完整性；通知商务部/市场部加强相应批次产品的市场投诉监测，及时反馈投诉信息；通知仓库涉事批次剩余库存暂停发货，防止类似药品不良反应的重复发生。

销售部/市场部收到通知，立即指派事发地区域销售经理第一时间赶赴现场了解情况，沟通医疗机构药剂科暂停使用涉事批次药品，避免类似药品不良反应病例继续重复出现；沟通医疗机构药剂科和病案管理科，尽可能调取原始 ADR 上报信息和原始病历，就合并用药、配伍禁忌、用药患者规律、不合理用药等咨询临床医生或反馈公司调用外部专家，进一步排除不合理用药和医疗差错的情况。

药物警戒负责人结合信息反馈续报，确认预警信号无误，立即通报公司药品安全委员会。

若前期销售部经理与质量受权人根据药品不良事件的严重程度，与医疗机构协商涉事药品的处理，采取更换其他无风险批次、暂时退出供应或者采取其他前置外部调查措施的，药物警戒负责人一并将前期处理情况和核实或调查取证信息报告药品安全委员会。

药品安全委员会获知聚集性事件，启动紧急会议，研判、明确应急响应方案，安全委员会主任宣布启动相应级别的应急响应，公司全员立即进入应急状态。

药品安全委员会组织相关人员分成四个应急小组，各司其责，协同应对重大药品不良事件应急处置。

领导组：由总经理、质量受权人、药物警戒负责人和药物警戒部、研发部组成，负责各级药监部门检查组的迎检陪同、事件调查处理进展报告及结果通报、药政及医学专家咨询、应急处置总协调。

领导组以总经理为首，立即向省级药品监督管理部门报告，并随时报告事件进展和阶段性应急措施，准备并配合药品监督管理部门的重大药品安全性事件调查。必要时，咨询外部药政及医学专家协助事件处理。

调查组：由生产部、质量管理部、质量检验部、外联采购部、仓储管理部组成，负责开展内外部调查和药品质量风险评估，风险控制措施的实施。

调查组以质量管理部为首，按职责分工，组织对涉事批次药品（批号B）并扩大至前后生产10批全链条内外进行调查，包括所用全部物料购进、放行及仓储过程、生产过程、质量控制过程、成品检验及放行过程、成品仓储及发运过程的合规性，有无偏差或异常情况，必要时还需考虑药品出厂后流通环节的影响，开展全面的质量风险评估，调查评估应包含前述所有内容。

安置组：由销售部和商务部组成，负责事件深入调查和受害人员救治。销售部经理亲赴现场，处理聚集性事件造成伤亡人员的妥善安置及后续治疗（如有伤亡），随时向药品安全委员会汇报事件在事发地的处理进展。如确认为不合理用药所致，全部原始病例信息反馈销售部经理沟通医疗机构采取措施，必要时报告药品监督管理部门和卫生行政部门，内部调查程序终止。

召回组：由质量管理部、仓储管理部、销售部、商务部组成，负责制定并按照批准的药品召回计划实施召回，通知行政管理部在公司官网发布药品召回公示信息。

各环节出具调查结果，质量管理部汇总质量风险评估报告，上报至药品安全委员会。药品安全委员会会议讨论研究，分析导致聚集性信号/事件的可能原因。经药品安全委员会研判，明确为药品质量问题或潜在安全性风险（如物料引入未知杂质、物料仓储或投用过程污染、最终灭菌环节异常、流通环节药品储存异常等；根据实际调查评估确定），参会成员讨论达成一致意见，明确召回定级，制定风险控制及整改措施（涉事批次暂停生产销售、上市后安全性研究等）。

领导组将聚集性信号/事件调查报告及风险控制实施计划通报药品监管部门（自持有人获知聚集性信号/事件7日内）。

总经理宣布启动召回程序，质量管理部拟定召回计划，经总经理签批，由召回组组织实施。

质量部召回专员将召回通知和召回计划（应包含生产时间、批次批号、召回时间、召回区域、部分召回/全部召回等信息）书面告知商务部和销售部。

销售部追溯相应批次药品已售数量和路径，列出销售清单，商务部协助销售部按召回分级在规定时间内以书面通知有关药品经营企业、医疗机构停止销售和使用，立即封存药品，反馈库存，由销售部组织收回，并持续跟踪召回进度，向质量管理部反馈。

质量管理部经理根据召回反馈信息，通知行政管理部在公司官网公示召回信息；仓储管理部接收并划定区域妥善存放召回药品，质量管理召回专员监督召回全过程并保留召回记录；领导组向省级药品监督管理部门报告药品召回进度、召回总结报告和整改报告。

7.5.2 事中处置措施

7.5.2.1 一般流程与原则

发现怀疑与质量相关的聚集性信号，建议持有人对产品安全风险进行排查，结合药品不良反应监测情况、风险排查情况等开展风险研判，必要时进行现场检查和抽检。对怀疑存在质量问题的药品，建议结合检查结果开展进一步研判，并及时采取暂停生产、销售和产品召回等暂控措施。

对于通过药品不良反应聚集性事件监测发现重大药品质量风险的，建议持有人及时将调查处置情况报告药品监督管理部门，处置过程中采取暂停生产、销售和使用等重大措施的，及时向省级药品监督管理部门和卫生监督管理部门报告。

7.5.2.2 召回措施相关要求最新监管改革进展

2021年9月27日，国家药品监督管理局网站对外发布了《药品召回管理办法（征求意见稿）》（以下简称"新版《意见稿》"），这是继2020年10月向社会公开征求意见后，对照反馈意见修改完善再次公开征求意见。

新版《意见稿》重新定义了药品召回的概念。根据《药品管理法》第八十二条规定，以及现实中药品召回的情形和处理方式，药品召回定义改为"是指药品上市许可持有人按照规定的程序收回已上市存在缺陷的药品，并采取相应措施，消除缺陷、控制风险的活动"。

调整了召回范围。由于储运不当、标签标识等原因可能存在影响药品安全或使用风险，根据防控药品质量和安全风险的原则，实际需要召回的药品范围扩展为"存在缺陷的药品是指由于研发、生产、储运、标识等原因导致存在质量问题或者其他安全隐患的药品"。明确召回实施的基本要求。在新版《意见稿》第九条中要求药品上市许可持有人在召回通知中对药品的标识、储运条件等予以明确。

明确境外药品上市许可持有人在药品召回中应该履行的义务。对仅在中国境外实施药品召回的、不涉及境内药品的情况，要求境外药品上市许可持有人应当向其指定的境内企业法人所在地省级药品监管部门报告。此做法可使药品监管部门充分评估该境外药品上市许可持有人在我国境内上市药品是否存在被共线污染或由于境外药品上市许可持有人质量管理体系的缺陷而导致境内上市药品存在其他安全风险的可能，以最大限度排查隐患、控制风险。

加强药品召回与年度报告的衔接。召回是对存在质量问题和其他安全隐患的药品所采取的风险防控措施，属于上市后研究和药品风险管理的一部分，因此，修订后在第十一条增加了将药品召回情况纳入年度报告。

明确召回信息公布的相关要求。新版《意见稿》第十二条规定药品上市许可持有人应当主动向社会公布存在缺陷药品的信息和召回情况。第十九条规定了药品上市许可持有人应当向药品生产企业、药品经营企业和医疗机构发出药品召回通知，以便其掌握相关信息，协助药品上市许可持有人能够迅速召回相关产品。第二十条规定了药品上市许可持有人向社会发布召回信息的内容。

明确了药品监管部门对召回信息公布的相关要求。要求药品上市许可持有人所在地省级药品监管部门网站发布召回信息。对召回记录和药品处置做出具体规定。在新版《意见稿》第二十二条增加了药品上市许可持有人可选择药品监管部门或者公证部门监督下销毁的方式。明确了责令召回。根据实际工作经验，为应对危机或紧急情况（如发生重大疫情、药害、舆情等事件），需有特别程序迅速召回已上市药品，在新修订的第二十四条中增加了药品监督管理部门直接责令召回药品的情形。

持有人可根据新办法的要求，待其正式出台后，调整药品召回的工作流程。

7.5.3 后续处置

经调查认为聚集性信号与药品无相关性或对风险已排查整改到位的，风险可以予以关闭，但根据聚集性信号的调查情况及分析结果，初步的风险控制后，暂时无法确定与药品存在相关性的，持有人进一步开展监测或研究。建议持有人可从以下几个方面开展监测或研究。

7.5.3.1 开展药品安全性研究

临床前安全性研究阶段，需要进行一系列毒性筛选、安全性研究等试验，并与药效学、药代动力学数据结合。目的是发现药物可能引起的毒性反应，主要毒性靶器官或靶组织，寻找安全剂量。临床前安全性研究数据可以为临床不良反应监测及防治提供参考，但要注意试验结果可能存在种属差异，实验动物出现的毒性反应在人体中并不一定出现，而药物上市后，药品质量可控性和生产各环节紧密关联，生产工艺某一方面变更可能对药品安全性、有效性和质量可控性带来全面的影响。当体外研究结果尚无法准确判定变更对产品的影响时，需进一步深入研究、综合评估生产工艺变更对药品安全性、有效性和质量可控性的影响。

同样临床研究阶段患者入组有着严格的纳入标准，而上市后用药患者情况则复杂的多，所以在药品不良反应的充分暴露方面有一定的局限性。药品上市后再评价是为了全面评价上市后药品是否有推广值，进行临床安全性、有效性、药物经济学和社会适应性方面的全面系统评价，是保证用药安全有效的一个重要环节，同样适用于聚集性信号涉及药品的分析研究。

药品安全性研究可以通过主动监测的方式进行。主动监测是指由主体方（政府、药品生产企业等）针对某一药品为探索某个或某些安全性问题的性质和（或）程度等，基于各种适宜科学方法而展开的各种活动、行为和研究。如Ⅳ期临床试验，此外还包括哨点监测、集中监测计划和处方事件监测等。持有人可以充分利用主动监测的方法，对尚无法明确药品关联性的聚集性信号进行分析研究。

7.5.3.2 探索提升药品质量标准

部分聚集性事件是由于质量问题导致的，这里面也可能涉及原有质量标准不完善的问题。多数企业习惯于使用《中华人民共和国药典》（以下简称"《中国药典》"）。但需要注意的是，《中国药典》是国家对药品质量标准及检验方法所作的技术规定，作为"国家标准"，它是一个国家对药品质量的基本要求，是对药品制药工艺、物理性质和化学性质进行确定，并能够在多种因素的影响下制定出的合理标准。也就是说，国家标准作为最低标准，不能全面包含药品安全性的所有影响因素。例如，内毒素是药品质量监测过程中的一种重要监测手段，可对不同药品的安全性检测提供依据。就现阶段而言，我国药品内毒素检查在应用过程中仍然具有一定局限性，当下只能够对革兰阴性菌污染进行检测，而部分抗生素药物在进行内毒素检测过程中，可出现抑制或增加两种不同的效果，会对判断检验结果造成一定干扰，对检测结果的准确性和可靠性无法进行判断，使药品质量的评价受到影响。

因此，持有人在开展聚集性事件分析的时候，可以在国家标准的基础上提高自身的药品内控质量标准水平，不断完善药品质量标准，引进先进的检查项目和检查方法，提高临床对药品的重视程度，严把市场质量关，避免低质量药品流入市场。

（赵 丽 柳鹏程）

参考文献

［1］赵霞，冷美玲，王朋，等. 我国药品生产企业从医疗机构收集药品不良反应信息的现状调查及对策研究［J］. 中国药物警戒，2018，15（11）：16-21.

［2］石琴，魏晶. 简述外资制药企业在中国建立药品不良反应监测系统［J］. 中国医药指南，2015（5）：286-287.

［3］李宁，任经天. 刍议药品生产企业如何报告个例药品不良反应［J］. 中国药物警戒，2016（2）：4.

［4］胡霞，顾雅婕，王峻霞. 欧美国家与我国利用社交媒体收集药物不良反应的应用现状对比及启示［J］. 中国药房，2021，32（7）：788-793.

［5］ICH. E2A-Clinical safety data management: Definitions and standards for expedited reporting［EB/OL］.（1994-10-27）［2021-10-28］. https://database.ich.org/sites/default/files/E2A_Guideline.pdf.

［6］EMA. Guideline on good pharmacovigilance practices（GVP）Annex Ⅰ-Definitions（Rev4）［EB/OL］.（2017-10-13）［2021-10-23］. https://www.ema.europa.eu/en/documents/scientific-guideline/guideline-good-pharmacovigilance-practices-annex-i-definitions-rev-4_en.pdf.

［7］National Archives and Records Administration. Code of Federal Regulations-Title 21 Food and Drugs［EB/OL］.（2021-10-20）［2021-10-29］. https://www.ecfr.gov/current/title-21.

［8］EMA. Guideline on good pharmacovigilance practices（GVP）Module Ⅵ Addendum Ⅰ-Duplicate management of suspected adverse reaction reports［EB/OL］.（2017-08-02）［2021-10-23］. https://www.ema.europa.eu/en/documents/regulatory-procedural-guideline/guideline-good-pharmacovigilance-practices-gvp-module-vi-addendum-i-duplicate-management-suspected_en.pdf.

［9］孔德文，严心远，叶小飞，等. 欧盟药监局关于药品不良反应重复报告处理指南简介［J］. 药物流行病学杂志，2016，25（3）：133-135.

［10］曹雪涛. 免疫学前沿进展（第4版）［M］. 北京：人民卫生出版社，2017：998-

1053.

［11］NMPA. 国家药品监督管理局关于药品上市许可持有人直接报告不良反应事宜的公告（2018 年 第 66 号）［EB/OL］.（2018-09-30）［2021-10-28］. https://www.nmpa. gov.cn/xxgk/ggtg/qtggtg/20180930174301286.html.

［12］ICH. E2D - Post-approval safety data management：Definitions and standards for expedited reporting［EB/OL］.（2003-11-12）［2021-10-28］. https://database.ich.org/ sites/default/files/E2D_Guideline.pdf.

［13］侯永芳，董铎，熊玮仪，等. 个例安全性报告 E2B 规范的发展［J］. 中国药物警戒，2018，3：144-146.

［14］ICH. ICH E2B（R3）Implementation Working Group Electronic Transmission of Individual Case Safety Reports（ICSRs）Questions & Answers［EB/OL］.（2014-11-12）［2019-01-07］. https://www.ema.europa.eu/en/ich-e2b-r3-electronic-transmission-individual-case-safety-reports-icsrs-data-elements-message.

［15］杨羽，王胜锋，詹思延. 社交媒体数据在药品上市后安全性监测的应用［J］. 北京大学学报（医学版），2021，53（3）：623-627.

［16］EMA. Guideline on good pharmacovigilance practices（GVP）Module Ⅶ Periodic safety update report（Rev1）［EB/OL］.（2012-07-02）［2015-07-10］. http://www. ema.europa.eu/docs/en_GB/document_library/Other/2013/12/WC500157846.pdf.

［17］刘昌孝. 国际药品监管科学发展概况［J］. 药物评价研究，2017，40（8）：1029-1043.

［18］DAMA International. DAMA 数据管理知识体系指南（原书第 2 版）［M］. 北京：机械工业出版社，2020.

术语对照表

术语	英文	缩略语
标准操作程序	standard operating procedures	SOP
病例对照研究	case-control study	/
不相称性测定分析法	disproportional analysis	DA
处方事件监测	prescription event monitoring	PEM
定期安全性更新报告	periodic safety update report	PSUR
毒性作用（毒性反应）	toxic effect	/
队列研究	cohort study	/
非干预性研究	non interventional study	NIS
风险沟通	risk communication	/
风险管理措施	risk management measure(s)	/
风险控制措施	risk control measure(s)	/
风险最小化措施	risk minimisation measure(s)	/
副作用（副反应）	side effects	/
干预性研究	intervention study	IS
个例安全性报告	individual case safety report	ICSR
观察性研究	observational study	/
国际标准化组织	International Standards Organization	ISO
国际人用药品注册技术协调会	The International Council for Harmonisation of Technical Requirements for Pharmaceuticals for Human Use	ICH
国际数据管理协会	Data Management Association International	DAMA
国际医学科学组织委员会	The Council for International Organizations of Medical Sciences	CIOMS
横断面研究	cross-sectional study	/

术语	英文	缩略语
黄卡制度	yellow card system	YCS
荟萃分析	meta analysis	/
获益风险平衡	benefit risk balance	/
监管活动医学词典	Medical Dictionary for Regular Activities	MedDRA
纠正措施和预防措施	corrective action and preventive action	CAPA
聚类分析	cluster analysis	/
临床试验	clinical trial	/
美国食品药品管理局不良事件报告系统	FDA Adverse Event Reporting System	FAERS
潜在风险	potential risk	/
上市后安全性研究	post-authorisation safety study	PASS
上市后不良反应监测	post marketing ADR monitoring	/
哨点监测	sentinel surveillance	/
生物制品评价与研究中心	Center for Biologics Evaluation	CBER
时间（频率）变化监测算法	temporal change detection algorithm	/
数据管理	data management	DM
信号检测	signal detection	/
严重药品不良反应	serious adverse reaction	SAR
药品不良反应	adverse drug reaction	ADR
药品不良事件	adverse drug event	ADE
药品评价与研究中心	Center for Drug Evaluation and Research	CDER
药物过敏反应（变态反应）	allergic reaction	/
药物警戒计划	pharmacovigilance plan	PVP
药物警戒体系	pharmacovigilance system	/
药物警戒质量管理规范	Good Pharmacovigilance Practices	GVP
疑似药品不良反应信息	suspected adverse drug reaction information	/
自发报告系统	spontaneous reporting system	SRS